Arthrose Kochbuch

Mit über 100 schmackhaften Rezepten für eine Arthrosefreundliche Ernährung! Inklusive 28-Tage-Ernährungsplan, Einkaufsliste und speziellen Tipps für gesunde Gelenke

Elisa Cooper

© **Copyright 2024 Elisa Cooper - Alle Rechte vorbehalten.**

Dieses Dokument ist darauf ausgerichtet, genaue und zuverlässige Informationen zum behandelten Thema und zur behandelten Frage zu liefern.

- Die Reproduktion, Vervielfältigung oder Weitergabe dieses Dokuments in elektronischer oder gedruckter Form ist in keiner Weise zulässig. Alle Rechte vorbehalten.

Die hier zur Verfügung gestellten Informationen sind wahrheitsgemäß und konsistent, so dass jede Haftung, im Sinne von Unachtsamkeit oder anderweitig, durch die Nutzung oder den Missbrauch von Richtlinien, Prozessen oder Anweisungen, die in diesem Dokument enthalten sind, in der alleinigen und vollständigen Verantwortung des Empfängers und Lesers liegt. Unter keinen Umständen kann der Herausgeber für Wiedergutmachung, Schäden oder finanzielle Verluste, die direkt oder indirekt auf die hierin enthaltenen Informationen zurückzuführen sind, haftbar oder verantwortlich gemacht werden.

Alle Urheberrechte, die nicht im Besitz des Herausgebers sind, liegen bei den jeweiligen Autoren.

Die hierin enthaltenen Informationen werden ausschließlich zu Informationszwecken angeboten und sind als solche allgemein gültig. Die Präsentation der Informationen erfolgt ohne Vertrag oder irgendeine Art von Garantiezusage.

Die verwendeten Warenzeichen werden ohne Zustimmung verwendet, und die Veröffentlichung des Warenzeichens erfolgt ohne Erlaubnis oder Rückendeckung des Warenzeichens-Inhabers. Alle Warenzeichen und Marken in diesem Buch dienen nur der Verdeutlichung und gehören den Eigentümern selbst, die nicht mit diesem Dokument verbunden sind.

Inhaltsverzeichnis

EINLEITUNG 6

KAPITEL 1: GRUNDLAGEN DER ERNÄHRUNG BEI ARTHROSE 7

DIE ROLLE DER ERNÄHRUNG BEI ARTHROSE 7
WICHTIGE NÄHRSTOFFE UND IHRE WIRKUNG AUF DIE GELENKE 8

KAPITEL 2: PRINZIPIEN DER ARTHROSE-DIÄT 11

ERNÄHRUNGSRICHTLINIEN UND EMPFEHLUNGEN 11
BEVORZUGTE LEBENSMITTEL/ZU VERMEIDENDE LEBENSMITTEL 12

KAPITEL 3: REZEPTE FÜR DAS FRÜHSTÜCK 15

NÄHRSTOFFREICHE FRÜHSTÜCKSIDEEN 15
1. Haferflocken mit Beeren und Nüssen 15
2. Griechischer Joghurt mit Honig und Walnüssen 16
3. Chia-Pudding mit Mango 17
4. Gebackene Eier im Avocado 17
5. Quinoa-Frühstücksschale mit Obst 18
6. Süßkartoffel-Toast mit Avocado und Ei 18
7. Beeren-Smoothie mit Spinat 19
8. Kokos-Joghurt mit Granola und Früchten 20
9. Buchweizen-Porridge mit Apfel und Zimt 20
10. Eier-Muffins mit Gemüse 21

SCHNELLE UND EINFACHE FRÜHSTÜCKSREZEPTE 22
11. Joghurt-Parfait mit Früchten und Nüssen 22
12. Bananen-Haferflocken-Smoothie 22
13. Avocado-Toast mit Tomate 23
14. Mango-Kokos-Smoothie 23
15. Vollkorn-Waffeln mit Beeren 24
16. Spinat-Ei-Toast 24
17. Mandelmilch-Chia-Pudding 26
18. Fruchtiger Haferbrei 26
19. Eiweißreicher Hüttenkäse mit Obst 27

KAPITEL 4: REZEPTE FÜR DAS MITTAGESSEN 28

AUSGEWOGENE MITTAGSGERICHTE 28
20. Quinoa-Gemüse-Salat 28
21. Hähnchen-Avocado-Wraps 29
22. Linsensuppe mit Gemüse 30
23. Gegrilltes Gemüse mit Hummus 31
24. Kichererbsen-Bulgur-Salat 32
25. Vollkornpasta mit Spinat und Ricotta 32
26. Quinoa-Bowl mit geröstetem Gemüse 33

27.	Couscous-Salat mit Fetakäse	34
28.	Lachsfilet mit Gemüse	34
29.	Blumenkohlreis mit Hühnchen	35

Leckere und gesunde Mittagsrezepte 36

30.	Ofen-gebackene Süßkartoffeln mit Quinoa und Spinat	36
31.	Lachs mit Zitronen-Dill-Soße und Spargel	37
32.	Ofen-gebackenes Hähnchen mit Gemüse	38
33.	Gebackene Falafel mit Joghurt-Dip	39
34.	Gefüllte Paprika mit Quinoa und Schwarze Bohnen	40
35.	Ofen-gebackene Zucchini-Nudeln mit Pesto	41
36.	Ofen-geröstete Karotten mit Honig und Thymian	41
37.	Gebackene Süßkartoffel-Taler mit Avocado-Dip	42
38.	Blumenkohl-Kichererbsen-Curry	43
39.	Ofen-gebackene Tomaten mit Kräuterfüllung	44

KAPITEL 5: REZEPTE FÜR DAS ABENDESSEN 45

Leichte Abendessen für eine bessere Verdauung 45

40.	Gebackener Kabeljau mit Gemüse	45
41.	Gebackene Auberginen-Röllchen	46
42.	Ofen-gebackener Lachs mit Brokkoli	47
43.	Zucchini-Spaghetti mit Pesto	47
44.	Quinoa-Salat mit geröstetem Gemüse	48
45.	Gebackene Paprika gefüllt mit Spinat und Feta	49
46.	Blumenkohlreis mit Gemüse und Huhn	49
47.	Ofen-gebackene Zucchini-Schiffchen mit Quinoa	50

Köstliche und nährstoffreiche Abendessenrezepte 51

48.	Gebackene Forelle mit Zitrone und Kräutern	51
49.	Quinoa-Bowl mit geröstetem Gemüse und Hummus	52
50.	Linsen-Eintopf mit Gemüse	53
51.	Gebackene Auberginen mit Tomaten und Mozzarella	53
52.	Gefüllte Paprika mit Reis und Bohnen	54
53.	Ofen-gebackene Zucchini mit Linsenfüllung	55
54.	Gebackener Lachs mit Spargel	56
55.	Hähnchenbrust mit Ofengemüse	56
56.	Ofen-gebackene Süßkartoffel mit Kichererbsen	57
57.	Gebackene Tomaten mit Kräuterquark	58

KAPITEL 6: SNACKS UND GESUNDE ZWISCHENMAHLZEITEN 59

Gesunde Snack-Optionen für zwischendurch 59

58.	Avocado und Kichererbsen-Dip	59
59.	Gebackene Zucchini-Chips	60
60.	Karottensticks mit Hummus	60
61.	Apfelscheiben mit Mandelbutter	61
62.	Blaubeer-Joghurt-Parfait	61
63.	Gebackene Kichererbsen	62
64.	Gurkenscheiben mit Dill-Joghurt-Dip	62

- 65. Ofen-geröstete Mandeln 63
- 66. Avocado und Tomaten auf Knäckebrot 63
- 67. Obstsalat mit Chiasamen 64
- 68. Gebackene Apfelringe 64
- 69. Quark mit Beeren und Honig 65
- 70. Chia-Pudding mit Mandelmilch 65
- 71. Gemüse-Sticks mit Kräuterquark 66
- 72. Gebackene Süßkartoffel-Wedges 66

REZEPTE FÜR NAHRHAFTE SNACKS 67

- 73. Gebackene Süßkartoffelchips 67
- 74. Gebackene Kichererbsen mit Curry 67
- 75. Ofen-gebackene Zucchini-Sticks 68
- 76. Gebackene Apfelchips 68
- 77. Quark mit Honig und Nüssen 69
- 78. Ofen-geröstete Mandeln mit Rosmarin 69
- 79. Karotten- und Selleriesticks mit Hummus 70
- 80. Blaubeer-Mandel-Smoothie 70
- 81. Gebackene Linsenchips 71
- 82. Avocado-Tomaten-Salat 71
- 83. Gebackene Blumenkohl-Bites 72
- 84. Joghurt mit Leinsamen und Beeren 72
- 85. Ofen-gebackene Birnen mit Zimt 73
- 86. Gebackene Tofu-Würfel 73
- 87. Ofen-geröstete Kürbiskerne 74

KAPITEL 7: WOHLTUENDE GETRÄNKE 75

HYDRATATION UND GELENKGESUNDHEIT 75
REZEPTE FÜR GESUNDE GETRÄNKE 77

- 88. Ingwer-Zitronen-Tee 77
- 89. Grüner Smoothie 77
- 90. Kurkuma-Milch 78
- 91. Beeren-Smoothie 78
- 92. Minze-Gurken-Wasser 79
- 93. Mango-Lassi 79
- 94. Rote-Bete-Saft 80
- 95. Apfel-Zimt-Tee 80
- 96. Matcha-Milch 81
- 97. Erdbeer-Basilikum-Smoothie 81
- 98. Kokoswasser mit Limette 82
- 99. Orangen-Ingwer-Tee 82
- 100. Heidelbeer-Bananen-Smoothie 83
- 101. Himbeer-Zitronen-Wasser 83
- 102. Chia-Fresca 84

KAPITEL 8: PLANUNG DER MAHLZEITEN 85

28-TAGE-ERNÄHRUNGSPLAN 85

Einkaufsliste... 89
KAPITEL 9: SCHLUSSFOLGERUNGEN UND PRAKTISCHE TIPPS.. 92
Praktische Tipps für den Alltag... 92
HOLEN SIE SICH IHRE INKLUSIVEN BONUS 94

Einleitung

Willkommen zu Arthrose Kochbuch! Dieses Buch wurde mit dem Ziel geschrieben, Ihnen zu helfen, Ihre Gelenkgesundheit durch köstliche und nahrhafte Mahlzeiten zu verbessern. Eine angepasste Ernährung kann eine entscheidende Rolle dabei spielen, Ihre Lebensqualität zu erhöhen und die Symptome Ihrer Gelenkbeschwerden zu lindern.

In diesem Buch finden Sie über 100 Rezepte, die speziell entwickelt wurden, um Ihre Gelenke zu unterstützen. Ob Sie nach einer ausgewogenen Mahlzeit für den Tag suchen oder eine leichte Abendessenoption bevorzugen, hier gibt es eine Vielzahl an Gerichten, die Ihren Bedürfnissen entsprechen. Von nahrhaften Frühstücksideen über leckere Mittagessen bis hin zu gesunden Snacks und Getränken – jedes Rezept wurde sorgfältig ausgewählt und getestet, um Ihnen den bestmöglichen Genuss zu bieten.

Neben den Rezepten enthält dieses Buch auch einen 28-Tage-Ernährungsplan, der Ihnen einen klaren und strukturierten Leitfaden bietet, wie Sie Ihre Ernährung schrittweise anpassen können. Ergänzt wird dieser Plan durch eine praktische Einkaufsliste, die Ihnen hilft, die benötigten Zutaten einfach und bequem zu besorgen.

Ein weiterer wichtiger Bestandteil dieses Buches sind die Tipps und Hinweise, die Ihnen helfen, die richtigen Lebensmittel auszuwählen und zu vermeiden, um Ihre Gelenke zu entlasten. Die Empfehlungen basieren auf den neuesten wissenschaftlichen Erkenntnissen und bieten Ihnen wertvolle Ratschläge für Ihren Alltag.

Lassen Sie sich von den vielfältigen Rezepten inspirieren und entdecken Sie, wie einfach und lecker eine gelenkfreundliche Ernährung sein kann. Dieses Buch ist Ihr Begleiter auf dem Weg zu mehr Wohlbefinden und einer besseren Lebensqualität. Genießen Sie die Reise zu gesünderen Gelenken mit jedem Bissen!

Kapitel 1: Grundlagen der Ernährung bei Arthrose

Die Rolle der Ernährung bei Arthrose

Eine gesunde Ernährung spielt eine wesentliche Rolle im Umgang mit Gelenkbeschwerden. Die richtige Auswahl an Nahrungsmitteln kann nicht nur die Symptome lindern, sondern auch die Lebensqualität erheblich verbessern. Bei Menschen, die unter Gelenkverschleiß leiden, sind Entzündungen und Schmerzen häufige Begleiter. Eine gezielte Ernährungsweise kann helfen, diese Beschwerden zu minimieren und die Gelenkfunktion zu unterstützen.

Die Ernährung beeinflusst den Körper auf vielfältige Weise. Sie liefert nicht nur Energie, sondern auch wichtige Nährstoffe, die für die Regeneration und den Erhalt der Gelenke notwendig sind. Eine Ernährung, die reich an entzündungshemmenden Lebensmitteln ist, kann dazu beitragen, die Schwellungen und Schmerzen in den Gelenken zu reduzieren. Hierbei spielen Antioxidantien eine bedeutende Rolle. Diese Substanzen, die in Obst und Gemüse, Nüssen und Samen vorkommen, schützen die Zellen vor Schäden und fördern die Gesundheit der Gelenke.

Omega-3-Fettsäuren, die vor allem in fettem Fisch wie Lachs, Makrele und Sardinen vorkommen, sind ebenfalls wichtige Komponenten einer gelenkfreundlichen Ernährung. Diese Fettsäuren haben starke entzündungshemmende Eigenschaften und können helfen, die Symptome zu lindern. Studien haben gezeigt, dass eine erhöhte Zufuhr von Omega-3-Fettsäuren zu einer Verringerung der Entzündungen und einer Verbesserung der Beweglichkeit führen kann.

Zudem sollte der Konsum von zuckerreichen und verarbeiteten Lebensmitteln eingeschränkt werden. Solche Nahrungsmittel können Entzündungen im Körper fördern und die Gelenkgesundheit negativ beeinflussen. Stattdessen ist es ratsam, auf vollwertige und natürliche Lebensmittel zurückzugreifen. Vollkornprodukte, frisches Obst und Gemüse, mageres Fleisch und pflanzliche Proteine bieten eine hervorragende Grundlage für eine Ernährung, die die Gelenke unterstützt.

Die Rolle der Ernährung bei Gelenkproblemen wird oft unterschätzt. Dabei kann eine ausgewogene und bewusst gestaltete Ernährungsweise einen erheblichen Beitrag zur Linderung der Beschwerden leisten. Eine gesunde Ernährung wirkt sich nicht nur positiv auf die Gelenke aus, sondern fördert auch das allgemeine Wohlbefinden. Indem man auf die Signale des Körpers hört und die Nahrung entsprechend anpasst, kann man aktiv zur eigenen Gesundheit und Lebensqualität beitragen.

Es ist wichtig, individuell auf den eigenen Körper zu achten und herauszufinden, welche Lebensmittel am besten vertragen werden. Manche Menschen reagieren empfindlich auf bestimmte Nahrungsmittel, die bei anderen keine Probleme verursachen. Ein Tagebuch über die Ernährung und die auftretenden Symptome kann dabei helfen, die persönliche Verträglichkeit besser zu verstehen und die Ernährung gezielt anzupassen.

Wichtige Nährstoffe und ihre Wirkung auf die Gelenke

Die Gesundheit unserer Gelenke wird maßgeblich von der Art und Weise beeinflusst, wie wir uns ernähren. Bestimmte Nährstoffe spielen dabei eine besonders wichtige Rolle, da sie direkt zur Erhaltung und Regeneration des Gelenkgewebes beitragen und Entzündungen entgegenwirken können. Im Folgenden werden die wichtigsten dieser Nährstoffe und ihre spezifischen Wirkungen auf die Gelenke näher erläutert.

Omega-3-Fettsäuren

Diese mehrfach ungesättigten Fettsäuren sind in fettem Fisch wie Lachs, Makrele und Sardinen sowie in pflanzlichen Quellen wie Leinsamen und Walnüssen enthalten. Omega-3-Fettsäuren haben starke entzündungshemmende Eigenschaften. Sie helfen, die Produktion von Entzündungsmediatoren zu reduzieren und können so Schwellungen und Schmerzen in den Gelenken mindern. Studien zeigen, dass eine regelmäßige Aufnahme von Omega-3-Fettsäuren die Beweglichkeit verbessern und die Symptome von Gelenkbeschwerden lindern kann.

Antioxidantien

Antioxidantien wie Vitamin C, Vitamin E und Beta-Carotin spielen eine Schlüsselrolle beim Schutz der Gelenke vor oxidativem Stress, der durch freie Radikale verursacht wird. Freie Radikale sind instabile Moleküle, die Zellen schädigen können und zu Entzündungen beitragen.

Eine Ernährung reich an Obst und Gemüse, insbesondere Beeren, Zitrusfrüchten, Paprika und grünem Blattgemüse, liefert eine Fülle dieser schützenden Substanzen. Antioxidantien neutralisieren freie Radikale und unterstützen die Gesundheit des Gelenkgewebes.

Vitamin D

Dieses Vitamin ist entscheidend für die Knochengesundheit und somit indirekt auch für die Gelenke. Vitamin D fördert die Kalziumaufnahme im Darm und sorgt dafür, dass ausreichend Kalzium in die Knochen eingelagert wird. Ein Mangel an Vitamin D kann zu Knochenschwäche und damit zu einer höheren Anfälligkeit für Gelenkschäden führen. Sonnenlicht ist eine natürliche Quelle für Vitamin D, aber es kann auch über fetten Fisch, Eigelb und angereicherte Milchprodukte aufgenommen werden.

Kalzium

Kalzium ist ein essenzieller Mineralstoff für die Knochengesundheit. Eine ausreichende Kalziumzufuhr unterstützt die Festigkeit und Stabilität der Knochen und somit auch die Gelenke. Milchprodukte wie Joghurt, Käse und Milch sind bekannte Kalziumquellen. Aber auch grünblättriges Gemüse, Mandeln und angereicherte pflanzliche Milchprodukte tragen zur Kalziumversorgung bei.

Glucosamin und Chondroitin

Diese natürlichen Substanzen kommen im Knorpelgewebe vor und sind wichtig für die Aufrechterhaltung der Gelenkstruktur. Glucosamin und Chondroitin werden oft als Nahrungsergänzungsmittel verwendet, um die Gelenkgesundheit zu unterstützen. Sie können helfen, den Knorpel zu regenerieren und die Gelenkfunktion zu verbessern. Obwohl die Wirksamkeit dieser Ergänzungsmittel in Studien unterschiedlich bewertet wird, berichten viele Menschen über positive Effekte bei regelmäßiger Einnahme.

Kollagen

Kollagen ist ein Protein, das einen wesentlichen Bestandteil des Knorpels bildet und zur Elastizität und Stärke der Gelenke beiträgt. Knochenbrühen, gelatinehaltige Produkte und spezifische Kollagenpräparate sind gute Quellen für dieses wichtige Protein. Eine erhöhte Zufuhr kann die Gelenkstruktur unterstützen und die Symptome von Verschleißerscheinungen mindern.

Selen

Selen ist ein Spurenelement, das entzündungshemmende Eigenschaften hat und als Antioxidans wirkt. Es trägt zum Schutz der Gelenke bei und unterstützt die allgemeine Gesundheit. Paranüsse sind eine hervorragende Quelle für Selen, aber auch Vollkornprodukte, Eier und Fisch liefern dieses wichtige Spurenelement.

Durch eine ausgewogene Ernährung, die reich an diesen wichtigen Nährstoffen ist, können die Gelenke effektiv unterstützt werden. Die bewusste Auswahl und Kombination dieser Nährstoffe kann dazu beitragen, Entzündungen zu reduzieren, die Regeneration des Gelenkgewebes zu fördern und somit die allgemeine Gelenkgesundheit zu verbessern.

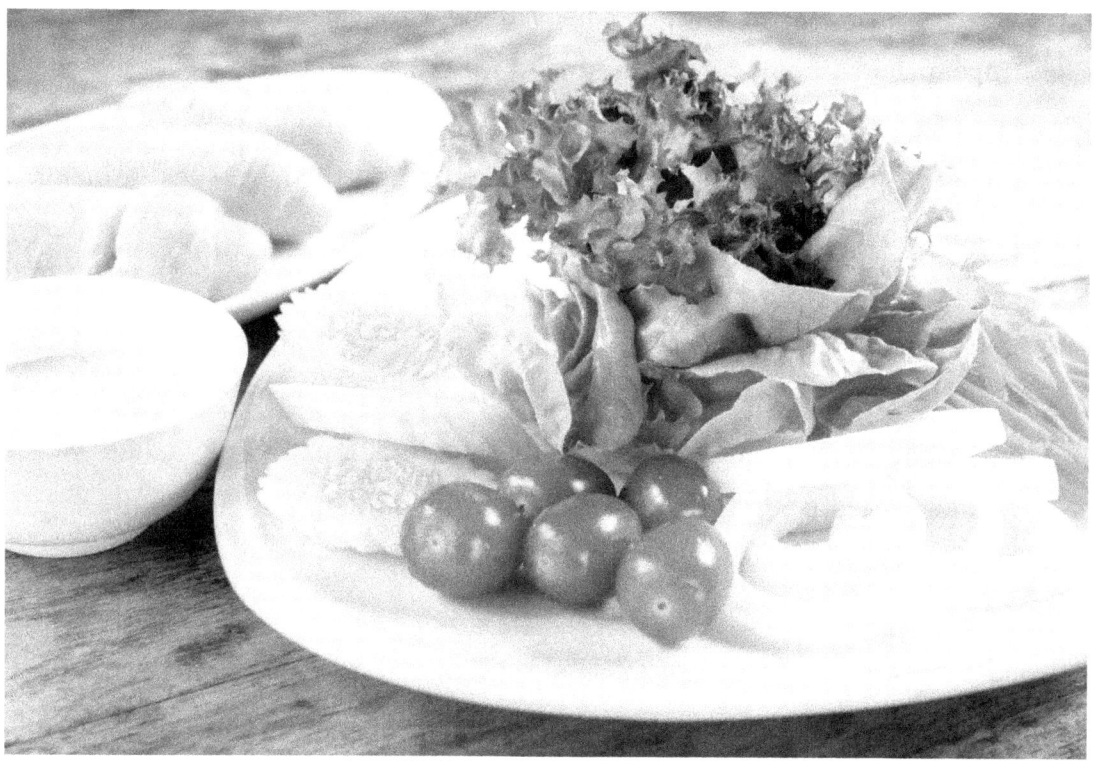

Kapitel 2: Prinzipien der Arthrose-Diät

Ernährungsrichtlinien und Empfehlungen

Eine der grundlegenden Empfehlungen für eine gelenkfreundliche Ernährung ist die Betonung auf frische, unverarbeitete Lebensmittel. Industriell verarbeitete Nahrungsmittel enthalten oft Zusatzstoffe, Konservierungsmittel und ungesunde Fette, die Entzündungen fördern können. Stattdessen sollten frisches Obst und Gemüse, Vollkornprodukte, mageres Fleisch und pflanzliche Proteine den Großteil der Ernährung ausmachen. Diese Nahrungsmittel liefern essentielle Nährstoffe, die zur Erhaltung der Gelenkgesundheit beitragen.

Ein weiterer wichtiger Aspekt ist die Reduzierung von Zucker und raffinierten Kohlenhydraten. Diese Nahrungsmittel können zu Entzündungen führen und das Risiko für Übergewicht erhöhen, was die Gelenke zusätzlich belastet. Es ist ratsam, den Konsum von Süßigkeiten, Softdrinks und Weißmehlprodukten zu minimieren und stattdessen auf natürliche Zuckerquellen wie Obst und ballaststoffreiche Lebensmittel zurückzugreifen.

Fettsäuren spielen ebenfalls eine entscheidende Rolle in der Ernährung bei Gelenkbeschwerden. Es ist wichtig, gesunde Fette wie Omega-3-Fettsäuren in die Ernährung zu integrieren. Diese finden sich in fettem Fisch wie Lachs und Makrele, aber auch in pflanzlichen Quellen wie Leinsamen und Chiasamen. Omega-3-Fettsäuren haben entzündungshemmende Eigenschaften und können dazu beitragen, die Symptome zu lindern.

Hydratation ist ein weiterer Schlüssel zur Unterstützung der Gelenke. Ausreichendes Trinken hilft, die Gelenke geschmeidig zu halten und die Bildung von Gelenkflüssigkeit zu unterstützen, die als Schmiermittel wirkt. Wasser ist die beste Wahl, aber auch Kräutertees und verdünnte Fruchtsäfte können einen Beitrag zur Flüssigkeitszufuhr leisten.

Neben der richtigen Auswahl der Nahrungsmittel spielt auch die Portionskontrolle eine wichtige Rolle. Übermäßiges Essen und Übergewicht belasten die Gelenke und können die Beschwerden verschlimmern. Es ist hilfreich, kleinere, häufigere Mahlzeiten über den Tag verteilt zu essen, um den Stoffwechsel zu unterstützen und ein gesundes Gewicht zu halten.

Ein weiterer wichtiger Faktor ist die regelmäßige Integration von Antioxidantien in die Ernährung. Diese helfen, die Zellen vor oxidativem Stress zu schützen und Entzündungen zu reduzieren. Lebensmittel wie Beeren, Nüsse und grünes Blattgemüse sind reich an Antioxidantien und sollten regelmäßig konsumiert werden.

Der Verzehr von entzündungshemmenden Gewürzen und Kräutern kann ebenfalls von Vorteil sein. Kurkuma, Ingwer und Knoblauch sind bekannt für ihre entzündungshemmenden Eigenschaften und können einfach in die tägliche Küche integriert werden, um den gesundheitlichen Nutzen zu maximieren.

Bevorzugte Lebensmittel/Zu vermeidende Lebensmittel

Um die Gesundheit der Gelenke zu unterstützen, ist es wichtig, gezielt auf bestimmte Lebensmittel zu setzen und andere zu vermeiden. Eine bewusste Auswahl der Nahrung kann nicht nur die Symptome von Gelenkbeschwerden lindern, sondern auch langfristig zur Gelenkgesundheit beitragen.

Bevorzugte Lebensmittel

Fettreicher Fisch

Fettreiche Fischarten wie Lachs, Makrele, Sardinen und Hering sind hervorragende Quellen für Omega-3-Fettsäuren. Diese Fettsäuren haben starke entzündungshemmende Eigenschaften und können dazu beitragen, Entzündungen in den Gelenken zu reduzieren. Der regelmäßige Verzehr von fettreichem Fisch kann somit die Symptome lindern und die Gelenkfunktion verbessern.

Frisches Obst und Gemüse

Obst und Gemüse sind reich an Antioxidantien, Vitaminen und Mineralstoffen, die für die Gesundheit der Gelenke unerlässlich sind. Besonders Beeren, Zitrusfrüchte, Paprika und grünes Blattgemüse sollten häufig auf dem Speiseplan stehen. Diese Nahrungsmittel helfen, die Zellen vor oxidativem Stress zu schützen und Entzündungen zu reduzieren.

Nüsse und Samen

Nüsse und Samen, wie Walnüsse, Mandeln, Leinsamen und Chiasamen, sind hervorragende Quellen für gesunde Fette, Proteine und Ballaststoffe. Sie enthalten ebenfalls entzündungshemmende Substanzen und tragen zur allgemeinen Gesundheit bei. Eine Handvoll Nüsse oder Samen als Snack kann eine wertvolle Ergänzung zur Ernährung sein.

Vollkornprodukte

Vollkornprodukte wie Haferflocken, Quinoa, brauner Reis und Vollkornbrot sind reich an Ballaststoffen und Nährstoffen. Sie helfen, den Blutzuckerspiegel stabil zu halten und bieten langanhaltende Energie. Vollkornprodukte unterstützen auch die Verdauung und können dazu beitragen, Entzündungen im Körper zu reduzieren.

Pflanzliche Öle

Olivenöl, Leinöl und Walnussöl sind reich an gesunden Fetten und Antioxidantien. Besonders Olivenöl enthält Oleocanthal, eine Substanz, die entzündungshemmende Eigenschaften hat und ähnlich wie Ibuprofen wirken kann. Diese Öle sind ideale Begleiter für Salate, Gemüsegerichte und zum Kochen.

Hülsenfrüchte

Linsen, Bohnen, Kichererbsen und andere Hülsenfrüchte sind hervorragende pflanzliche Proteinquellen und reich an Ballaststoffen. Sie sind sättigend und nahrhaft und tragen dazu bei, Entzündungen zu reduzieren und die Gelenkgesundheit zu unterstützen.

Zu vermeidende Lebensmittel

Verarbeitete Lebensmittel

Industriell verarbeitete Nahrungsmittel enthalten häufig ungesunde Fette, Zucker und Zusatzstoffe, die Entzündungen im Körper fördern können. Fertiggerichte, Snacks und Fast Food sollten daher möglichst gemieden werden. Diese Lebensmittel bieten wenig Nährwert und können die Symptome von Gelenkbeschwerden verschlimmern.

Zuckerhaltige Getränke

Limonaden, gesüßte Tees und Energydrinks sind reich an Zucker und können Entzündungen im Körper fördern. Der hohe Zuckergehalt trägt zudem zur Gewichtszunahme bei, was die Gelenke zusätzlich belastet. Stattdessen sollten Wasser, ungesüßte Tees und natürliche Fruchtsäfte bevorzugt werden.

Rotes Fleisch und Wurstwaren

Rotes Fleisch und verarbeitete Wurstwaren enthalten gesättigte Fette und Purine, die Entzündungen fördern können. Der Konsum sollte daher begrenzt werden. Mageres Fleisch wie Geflügel oder pflanzliche Proteinquellen sind bessere Alternativen, um die Gelenke zu entlasten.

Transfette

Transfette, die häufig in Margarine, Backwaren und frittierten Lebensmitteln vorkommen, sind besonders schädlich für die Gelenke. Sie können Entzündungen verstärken und sollten daher möglichst vermieden werden. Es ist ratsam, auf natürliche Fettquellen wie Butter oder pflanzliche Öle zurückzugreifen.

Alkohol

Alkoholische Getränke können Entzündungen im Körper fördern und sollten daher in Maßen konsumiert werden. Übermäßiger Alkoholkonsum kann zudem den Nährstoffhaushalt negativ beeinflussen und die Gelenkgesundheit beeinträchtigen. Es ist ratsam, den Alkoholkonsum zu reduzieren oder ganz darauf zu verzichten.

Kapitel 3: Rezepte für das Frühstück

Nährstoffreiche Frühstücksideen

1. Haferflocken mit Beeren und Nüssen

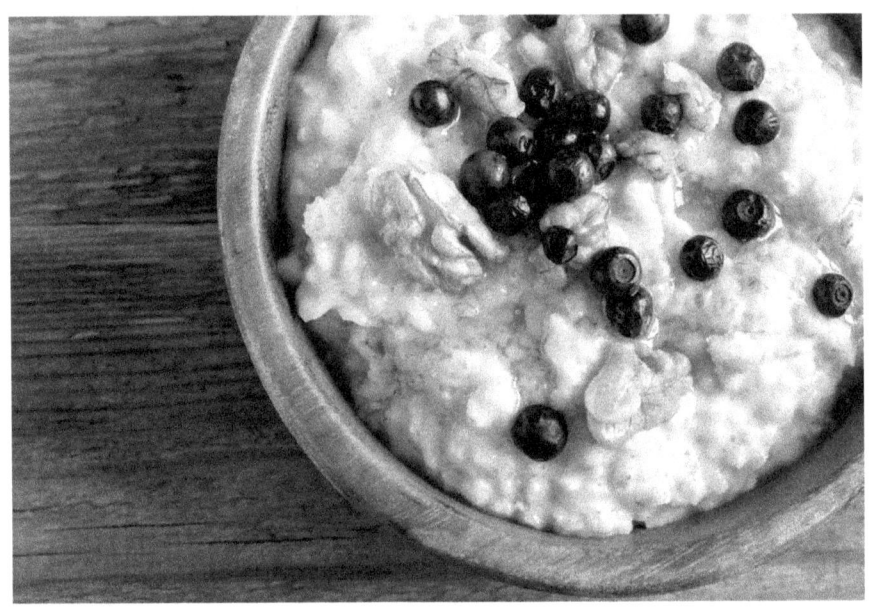

Zubereitungszeit: 5 Minuten | **Kochzeit:** 10 Minuten | **Portionen:** 2
Schwierigkeiten: Einfach
Zutaten:

- 100 g Haferflocken
- 300 ml Mandelmilch
- 1 Handvoll gemischte Beeren (frisch oder gefroren)
- 2 EL gehackte Mandeln
- 1 EL Leinsamen
- 1 TL Honig

Zubereitung:

1. Die Haferflocken mit der Mandelmilch in einem Topf bei mittlerer Hitze zum Kochen bringen.
2. Unter ständigem Rühren etwa 5-7 Minuten köcheln lassen, bis die Haferflocken weich sind.
3. In Schalen füllen und mit den Beeren, Mandeln, Leinsamen und Honig garnieren.

Nährwerte (pro Portion): Kalorien: 290 | Fett: 12 g | Kohlenhydrate: 38 g | Protein: 8 g | Zucker: 11 g | Natrium: 45 mg

2. Griechischer Joghurt mit Honig und Walnüssen

Zubereitungszeit: 5 Minuten | **Kochzeit:** 0 Minuten | **Portionen:** 2
Schwierigkeiten: Einfach

Zutaten:

- 400 g griechischer Joghurt
- 2 EL Honig
- 2 EL gehackte Walnüsse
- 1 TL Zimt

Zubereitung:

1. Den Joghurt auf zwei Schalen verteilen.
2. Honig und Walnüsse gleichmäßig darüber verteilen.
3. Mit Zimt bestreuen und sofort servieren.

Nährwerte (pro Portion): Kalorien: 220 | Fett: 10 g | Kohlenhydrate: 23 g | Protein: 12 g | Zucker: 18 g | Natrium: 70 mg

3. Chia-Pudding mit Mango

Zubereitungszeit: 10 Minuten | **Kochzeit:** 0 Minuten | **Portionen:** 2

Schwierigkeiten: Einfach

Zutaten:

- 4 EL Chiasamen
- 250 ml Kokosmilch
- 1 reife Mango, gewürfelt
- 1 TL Vanilleextrakt
- 1 EL Ahornsirup

Zubereitung:

1. Chiasamen mit Kokosmilch, Vanilleextrakt und Ahornsirup in einer Schüssel gut vermischen.
2. Über Nacht im Kühlschrank quellen lassen.
3. Vor dem Servieren mit Mangowürfeln garnieren.

Nährwerte (pro Portion): Kalorien: 300 | Fett: 18 g | Kohlenhydrate: 30 g | Protein: 6 g | Zucker: 18 g | Natrium: 20 mg

4. Gebackene Eier im Avocado

Zubereitungszeit: 10 Minuten | **Kochzeit:** 15 Minuten | **Portionen:** 2

Schwierigkeiten: Mittel

Zutaten:

- 2 reife Avocados
- 4 Eier
- Salz und Pfeffer nach Geschmack
- 1 EL gehackter Schnittlauch

Zubereitung:

1. Den Ofen auf 200°C vorheizen.
2. Avocados halbieren und den Kern entfernen.
3. Etwas Fruchtfleisch herauslöffeln, um Platz für die Eier zu schaffen.
4. Je ein Ei in jede Avocadohälfte geben, mit Salz und Pfeffer würzen.
5. Auf einem Backblech 12-15 Minuten backen, bis die Eier gestockt sind.

6. Mit Schnittlauch bestreuen und servieren.

Nährwerte (pro Portion): Kalorien: 350 | Fett: 30 g | Kohlenhydrate: 12 g | Protein: 12 g | Zucker: 1 g | Natrium: 120 mg

5. Quinoa-Frühstücksschale mit Obst

Zubereitungszeit: 10 Minuten | **Kochzeit:** 20 Minuten | **Portionen:** 2
Schwierigkeiten: Mittel

Zutaten:

- 100 g Quinoa
- 300 ml Wasser
- 1 Apfel, gewürfelt
- 1 Banane, in Scheiben
- 2 EL Mandelblättchen
- 1 EL Ahornsirup

Zubereitung:

1. Quinoa gründlich abspülen und mit Wasser in einem Topf zum Kochen bringen.
2. Hitze reduzieren und 15-20 Minuten köcheln lassen, bis die Quinoa weich ist.
3. Quinoa auf zwei Schalen verteilen, mit Apfel, Banane, Mandelblättchen und Ahornsirup garnieren.

Nährwerte (pro Portion): Kalorien: 290 | Fett: 8 g | Kohlenhydrate: 48 g | Protein: 8 g | Zucker: 12 g | Natrium: 15 mg

6. Süßkartoffel-Toast mit Avocado und Ei

Zubereitungszeit: 10 Minuten | **Kochzeit:** 15 Minuten | **Portionen:** 2
Schwierigkeiten: Mittel

Zutaten:

- 1 große Süßkartoffel, in 1 cm dicke Scheiben geschnitten
- 1 Avocado, in Scheiben
- 2 hartgekochte Eier, in Scheiben
- Salz und Pfeffer nach Geschmack

Zubereitung:

1. Den Ofen auf 200°C vorheizen.
2. Süßkartoffelscheiben auf einem Backblech verteilen und 10-15 Minuten backen, bis sie weich sind.
3. Mit Avocado- und Eierscheiben belegen, mit Salz und Pfeffer würzen und servieren.

Nährwerte (pro Portion): Kalorien: 280 | Fett: 18 g | Kohlenhydrate: 24 g | Protein: 8 g | Zucker: 5 g | Natrium: 160 mg

7. Beeren-Smoothie mit Spinat

Zubereitungszeit: 5 Minuten | **Kochzeit:** 0 Minuten | **Portionen:** 2
Schwierigkeiten: Einfach

Zutaten:

- 1 Handvoll Spinat
- 1 Banane
- 100 g gemischte Beeren (frisch oder gefroren)
- 200 ml Mandelmilch
- 1 TL Chiasamen

Zubereitung:

1. Alle Zutaten in einen Mixer geben und pürieren, bis eine glatte Konsistenz erreicht ist.
2. In Gläser füllen und sofort servieren.

Nährwerte (pro Portion): Kalorien: 150 | Fett: 3 g | Kohlenhydrate: 30 g | Protein: 4 g | Zucker: 16 g | Natrium: 60 mg

8. Kokos-Joghurt mit Granola und Früchten

Zubereitungszeit: 5 Minuten | **Kochzeit:** 0 Minuten | **Portionen:** 2

Schwierigkeiten: Einfach

Zutaten:

- 400 g Kokosjoghurt
- 2 EL Granola
- 1 Kiwi, geschält und in Scheiben
- 1 Handvoll Himbeeren

Zubereitung:

1. Joghurt auf zwei Schalen verteilen.
2. Mit Granola, Kiwi und Himbeeren garnieren und servieren.

Nährwerte (pro Portion): Kalorien: 220 | Fett: 11 g | Kohlenhydrate: 24 g | Protein: 3 g | Zucker: 12 g | Natrium: 30 mg

9. Buchweizen-Porridge mit Apfel und Zimt

Zubereitungszeit: 5 Minuten | **Kochzeit:** 15 Minuten | **Portionen:** 2

Schwierigkeiten: Einfach

Zutaten:

- 100 g Buchweizen
- 300 ml Mandelmilch
- 1 Apfel, gerieben
- 1 TL Zimt
- 1 EL Honig

Zubereitung:

1. Buchweizen und Mandelmilch in einem Topf zum Kochen bringen.
2. Hitze reduzieren und 15 Minuten köcheln lassen, bis der Buchweizen weich ist.
3. Mit geriebenem Apfel, Zimt und Honig vermischen und servieren.

Nährwerte (pro Portion): Kalorien: 260 | Fett: 4 g | Kohlenhydrate: 50 g | Protein: 7 g | Zucker: 18 g | Natrium: 5 mg

10. Eier-Muffins mit Gemüse

Zubereitungszeit: 10 Minuten | **Kochzeit:** 20 Minuten | **Portionen:** 2

Schwierigkeiten: Mittel

Zutaten:

- 4 Eier
- 1 Paprika, gewürfelt
- 1 Handvoll Spinat, gehackt
- 1 Tomate, gewürfelt
- Salz und Pfeffer nach Geschmack

Zubereitung:

1. Den Ofen auf 180°C vorheizen und eine Muffinform einfetten.
2. Eier in einer Schüssel verquirlen und mit Paprika, Spinat und Tomate vermischen.
3. Die Mischung gleichmäßig in die Muffinform füllen.
4. 20 Minuten backen, bis die Eier-Muffins fest sind.
5. Aus dem Ofen nehmen, abkühlen lassen und servieren.

Nährwerte (pro Portion): Kalorien: 160 | Fett: 10 g | Kohlenhydrate: 5 g | Protein: 12 g | Zucker: 2 g | Natrium: 180 mg

Schnelle und einfache Frühstücksrezepte

11. Joghurt-Parfait mit Früchten und Nüssen

Zubereitungszeit: 5 Minuten | **Kochzeit:** 0 Minuten | **Portionen:** 2

Schwierigkeiten: Einfach

Zutaten:

- 400 g griechischer Joghurt
- 1 Handvoll gemischte Beeren (frisch oder gefroren)
- 2 EL gehackte Mandeln
- 2 TL Honig
- 1 TL Chiasamen

Zubereitung:

1. Den Joghurt auf zwei Gläser verteilen.
2. Beeren, Mandeln und Chiasamen darüber geben.
3. Mit Honig beträufeln und sofort servieren.

Nährwerte (pro Portion): Kalorien: 200 | Fett: 9 g | Kohlenhydrate: 20 g | Protein: 10 g | Zucker: 15 g | Natrium: 50 mg

12. Bananen-Haferflocken-Smoothie

Zubereitungszeit: 5 Minuten | **Kochzeit:** 0 Minuten | **Portionen:** 2

Schwierigkeiten: Einfach

Zutaten:

- 1 reife Banane
- 100 g Haferflocken
- 250 ml Mandelmilch
- 1 TL Zimt
- 1 EL Erdnussbutter

Zubereitung:

1. Alle Zutaten in einen Mixer geben und zu einer glatten Konsistenz pürieren.
2. In Gläser füllen und sofort genießen.

Nährwerte (pro Portion): Kalorien: 250 | Fett: 8 g | Kohlenhydrate: 40 g | Protein: 6 g | Zucker: 10 g | Natrium: 60 mg

13. Avocado-Toast mit Tomate

Zubereitungszeit: 5 Minuten | **Kochzeit:** 0 Minuten | **Portionen:** 2
Schwierigkeiten: Einfach
Zutaten:

- 2 Scheiben Vollkornbrot
- 1 reife Avocado
- 1 Tomate, in Scheiben
- Salz und Pfeffer nach Geschmack
- 1 TL Zitronensaft

Zubereitung:

1. Brot toasten und mit zerdrückter Avocado bestreichen.
2. Tomatenscheiben darauflegen, mit Zitronensaft beträufeln und mit Salz und Pfeffer würzen.

Nährwerte (pro Portion): Kalorien: 220 | Fett: 12 g | Kohlenhydrate: 22 g | Protein: 5 g | Zucker: 3 g | Natrium: 150 mg

14. Mango-Kokos-Smoothie

Zubereitungszeit: 5 Minuten | **Kochzeit:** 0 Minuten | **Portionen:** 2
Schwierigkeiten: Einfach
Zutaten:

- 1 reife Mango, gewürfelt
- 200 ml Kokosmilch
- 1 TL Limettensaft
- 1 TL Ahornsirup

Zubereitung:

1. Alle Zutaten in einen Mixer geben und pürieren, bis die Mischung glatt ist.
2. In Gläser füllen und sofort servieren.

Nährwerte (pro Portion): Kalorien: 180 | Fett: 8 g | Kohlenhydrate: 25 g | Protein: 2 g | Zucker: 18 g | Natrium: 20 mg

15. Vollkorn-Waffeln mit Beeren

Zubereitungszeit: 10 Minuten | **Kochzeit:** 10 Minuten | **Portionen:** 2

Schwierigkeiten: Mittel

Zutaten:

- 100 g Vollkornmehl
- 1 Ei
- 200 ml Mandelmilch
- 1 TL Backpulver
- 1 Handvoll gemischte Beeren

Zubereitung:

1. Mehl, Ei, Mandelmilch und Backpulver in einer Schüssel zu einem glatten Teig verrühren.
2. Den Teig in einem vorgeheizten Waffeleisen ausbacken.
3. Mit frischen Beeren servieren.

Nährwerte (pro Portion): Kalorien: 220 | Fett: 7 g | Kohlenhydrate: 30 g | Protein: 8 g | Zucker: 5 g | Natrium: 120 mg

16. Spinat-Ei-Toast

Zubereitungszeit: 5 Minuten | **Kochzeit:** 10 Minuten | **Portionen:** 2

Schwierigkeiten: Mittel

Zutaten:

- 2 Scheiben Vollkornbrot
- 2 Eier
- 1 Handvoll frischer Spinat
- 1 TL Olivenöl
- Salz und Pfeffer nach Geschmack

Zubereitung:

1. Brot toasten.
2. Eier pochieren oder weichkochen.
3. Spinat in Olivenöl kurz dünsten.
4. Brot mit Spinat und Eiern belegen, mit Salz und Pfeffer würzen.

Nährwerte (pro Portion): Kalorien: 200 | Fett: 10 g | Kohlenhydrate: 18 g | Protein: 12 g | Zucker: 1 g | Natrium: 160 mg

17. Mandelmilch-Chia-Pudding

Zubereitungszeit: 5 Minuten | **Kochzeit:** 0 Minuten | **Portionen:** 2

Schwierigkeiten: Einfach

Zutaten:

- 4 EL Chiasamen
- 250 ml Mandelmilch
- 1 TL Vanilleextrakt
- 1 EL Ahornsirup
- 1 Handvoll Beeren

Zubereitung:

1. Chiasamen, Mandelmilch, Vanilleextrakt und Ahornsirup in einer Schüssel vermischen.
2. Über Nacht im Kühlschrank quellen lassen.
3. Vor dem Servieren mit Beeren garnieren.

Nährwerte (pro Portion): Kalorien: 240 | Fett: 12 g | Kohlenhydrate: 20 g | Protein: 6 g | Zucker: 10 g | Natrium: 20 mg

18. Fruchtiger Haferbrei

Zubereitungszeit: 5 Minuten | **Kochzeit:** 10 Minuten | **Portionen:** 2

Schwierigkeiten: Einfach

Zutaten:

- 100 g Haferflocken
- 300 ml Mandelmilch
- 1 Apfel, gerieben
- 1 TL Zimt
- 1 EL Rosinen

Zubereitung:

1. Haferflocken und Mandelmilch in einem Topf zum Kochen bringen.
2. Bei mittlerer Hitze köcheln lassen, bis die Haferflocken weich sind.
3. Geriebenen Apfel, Zimt und Rosinen unterrühren und servieren.

Nährwerte (pro Portion): Kalorien: 260 | Fett: 5 g | Kohlenhydrate: 50 g | Protein: 6 g | Zucker: 15 g | Natrium: 40 mg

19. Eiweißreicher Hüttenkäse mit Obst

Zubereitungszeit: 5 Minuten | **Kochzeit:** 0 Minuten | **Portionen:** 2

Schwierigkeiten: Einfach

Zutaten:

- 200 g Hüttenkäse
- 1 Handvoll Blaubeeren
- 1 Pfirsich, in Scheiben
- 1 TL Honig
- 1 TL Leinsamen

Zubereitung:

1. Hüttenkäse auf zwei Schalen verteilen.
2. Mit Blaubeeren, Pfirsichscheiben, Honig und Leinsamen garnieren und sofort servieren.

Nährwerte (pro Portion): Kalorien: 180 | Fett: 4 g | Kohlenhydrate: 22 g | Protein: 12 g | Zucker: 15 g | Natrium: 150 mg

Kapitel 4: Rezepte für das Mittagessen

Ausgewogene Mittagsgerichte

20. Quinoa-Gemüse-Salat

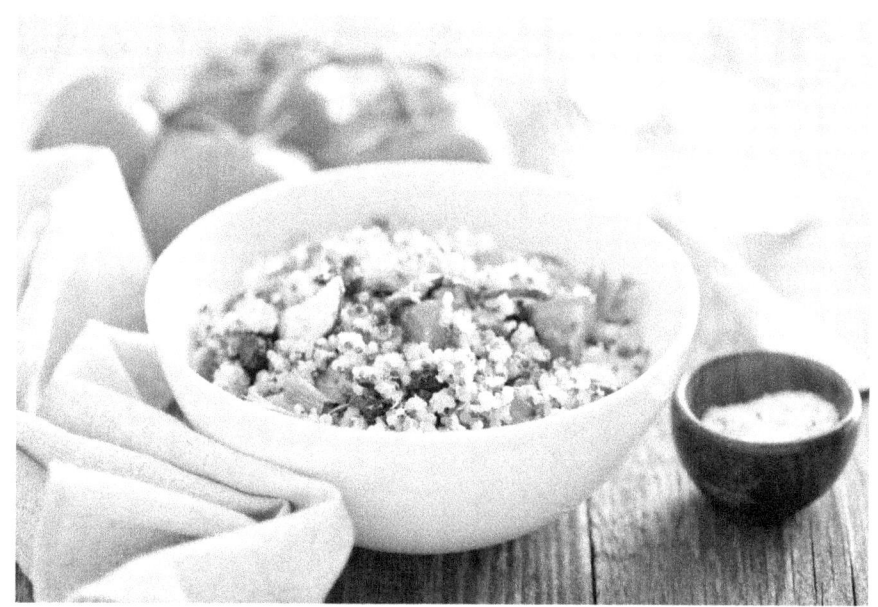

Zubereitungszeit: 10 Minuten | **Kochzeit:** 15 Minuten | **Portionen:** 2
Schwierigkeiten: Einfach
Zutaten:

- 100 g Quinoa
- 200 ml Gemüsebrühe
- 1 rote Paprika, gewürfelt
- 1 Gurke, gewürfelt
- 1 Avocado, gewürfelt
- 1 Handvoll Kirschtomaten, halbiert
- 1 EL Olivenöl
- Saft einer Zitrone
- Salz und Pfeffer nach Geschmack

Zubereitung:

1. Quinoa in Gemüsebrühe kochen, bis sie weich ist.
2. Das Gemüse in eine große Schüssel geben.
3. Gekochte Quinoa hinzufügen und mit Olivenöl, Zitronensaft, Salz und Pfeffer abschmecken.

Nährwerte (pro Portion): Kalorien: 350 | Fett: 18 g | Kohlenhydrate: 40 g | Protein: 9 g | Zucker: 5 g | Natrium: 200 mg

21. Hähnchen-Avocado-Wraps

Zubereitungszeit: 10 Minuten | **Kochzeit:** 15 Minuten | **Portionen:** 2
Schwierigkeiten: Mittel
Zutaten:

- 2 Hähnchenbrustfilets
- 2 Vollkorn-Tortillas
- 1 Avocado, in Scheiben
- 1 Tomate, in Scheiben
- 1 Handvoll Rucola
- 1 EL Joghurt-Dressing
- Salz und Pfeffer nach Geschmack

Zubereitung:

1. Hähnchenbrustfilets grillen oder im Ofen backen, bis sie durchgegart sind.
2. Tortillas mit Avocado, Tomate, Rucola und Hähnchen belegen.
3. Mit Joghurt-Dressing beträufeln, salzen, pfeffern und aufrollen.

Nährwerte (pro Portion): Kalorien: 400 | Fett: 15 g | Kohlenhydrate: 35 g | Protein: 30 g | Zucker: 4 g | Natrium: 300 mg

22. Linsensuppe mit Gemüse

Zubereitungszeit: 10 Minuten | **Kochzeit:** 25 Minuten | **Portionen:** 2
Schwierigkeiten: Mittel

Zutaten:

- 150 g rote Linsen
- 1 Karotte, gewürfelt
- 1 Stange Sellerie, gewürfelt
- 1 Zwiebel, gewürfelt
- 1 Knoblauchzehe, gehackt
- 500 ml Gemüsebrühe
- 1 EL Olivenöl
- 1 TL Kreuzkümmel
- Salz und Pfeffer nach Geschmack

Zubereitung:

1. Olivenöl in einem Topf erhitzen und Zwiebel und Knoblauch darin andünsten.
2. Karotte und Sellerie hinzufügen und kurz mitdünsten.
3. Linsen und Gemüsebrühe hinzufügen und 20-25 Minuten köcheln lassen, bis die Linsen weich sind.
4. Mit Kreuzkümmel, Salz und Pfeffer abschmecken.

Nährwerte (pro Portion): Kalorien: 300 | Fett: 8 g | Kohlenhydrate: 40 g | Protein: 15 g | Zucker: 6 g | Natrium: 250 mg

23. Gegrilltes Gemüse mit Hummus

Zubereitungszeit: 10 Minuten | **Kochzeit:** 15 Minuten | **Portionen:** 2

Schwierigkeiten: Einfach

Zutaten:

- 1 Zucchini, in Scheiben
- 1 rote Paprika, in Streifen
- 1 Aubergine, in Scheiben
- 2 EL Olivenöl
- 150 g Hummus
- Saft einer halben Zitrone
- Salz und Pfeffer nach Geschmack

Zubereitung:

1. Gemüse mit Olivenöl bestreichen und auf dem Grill oder im Ofen rösten, bis es weich und leicht gebräunt ist.
2. Mit Salz und Pfeffer würzen.
3. Hummus auf zwei Tellern verteilen, gegrilltes Gemüse darüber geben und mit Zitronensaft beträufeln.

Nährwerte (pro Portion): Kalorien: 350 | Fett: 20 g | Kohlenhydrate: 35 g | Protein: 8 g | Zucker: 10 g | Natrium: 220 mg

24. Kichererbsen-Bulgur-Salat

Zubereitungszeit: 10 Minuten | **Kochzeit:** 15 Minuten | **Portionen:** 2

Schwierigkeiten: Einfach

Zutaten:

- 100 g Bulgur
- 200 ml Gemüsebrühe
- 1 Dose Kichererbsen, abgetropft
- 1 Gurke, gewürfelt
- 1 rote Zwiebel, gehackt
- 1 Bund Petersilie, gehackt
- 2 EL Olivenöl
- Saft einer Zitrone
- Salz und Pfeffer nach Geschmack

Zubereitung:

1. Bulgur in Gemüsebrühe kochen, bis er weich ist.
2. Abgekühlten Bulgur mit Kichererbsen, Gurke, Zwiebel und Petersilie mischen.
3. Mit Olivenöl, Zitronensaft, Salz und Pfeffer abschmecken.

Nährwerte (pro Portion): Kalorien: 300 | Fett: 12 g | Kohlenhydrate: 40 g | Protein: 10 g | Zucker: 4 g | Natrium: 200 mg

25. Vollkornpasta mit Spinat und Ricotta

Zubereitungszeit: 10 Minuten | **Kochzeit:** 15 Minuten | **Portionen:** 2

Schwierigkeiten: Mittel

Zutaten:

- 150 g Vollkornpasta
- 200 g frischer Spinat
- 150 g Ricotta
- 1 Knoblauchzehe, gehackt
- 1 EL Olivenöl
- Salz und Pfeffer nach Geschmack

Zubereitung:

1. Pasta nach Packungsanweisung kochen.
2. In einer Pfanne Olivenöl erhitzen und Knoblauch kurz anbraten.
3. Spinat hinzufügen und zusammenfallen lassen.
4. Gekochte Pasta und Ricotta hinzufügen, gut vermischen und mit Salz und Pfeffer abschmecken.

Nährwerte (pro Portion): Kalorien: 400 | Fett: 14 g | Kohlenhydrate: 55 g | Protein: 18 g | Zucker: 4 g | Natrium: 220 mg

26. Quinoa-Bowl mit geröstetem Gemüse

Zubereitungszeit: 15 Minuten | **Kochzeit:** 25 Minuten | **Portionen:** 2
Schwierigkeiten: Mittel
Zutaten:

- 100 g Quinoa
- 1 rote Paprika, gewürfelt
- 1 Süßkartoffel, gewürfelt
- 1 Zucchini, gewürfelt
- 2 EL Olivenöl
- Salz und Pfeffer nach Geschmack
- 1 EL Tahini
- Saft einer halben Zitrone

Zubereitung:

1. Quinoa in Wasser kochen, bis sie weich ist.
2. Gemüse mit Olivenöl, Salz und Pfeffer mischen und im Ofen bei 200°C 20-25 Minuten rösten.
3. Quinoa und geröstetes Gemüse in Schalen anrichten.
4. Tahini mit Zitronensaft mischen und darüber träufeln.

Nährwerte (pro Portion): Kalorien: 450 | Fett: 20 g | Kohlenhydrate: 55 g | Protein: 10 g | Zucker: 8 g | Natrium: 200 mg

27. Couscous-Salat mit Fetakäse

Zubereitungszeit: 10 Minuten | **Kochzeit:** 10 Minuten | **Portionen:** 2

Schwierigkeiten: Einfach

Zutaten:

- 100 g Couscous
- 200 ml Gemüsebrühe
- 1 Gurke, gewürfelt
- 1 Tomate, gewürfelt
- 50 g Fetakäse, zerbröckelt
- 2 EL Olivenöl
- Saft einer Zitrone
- Salz und Pfeffer nach Geschmack

Zubereitung:

1. Couscous in Gemüsebrühe quellen lassen.
2. Abgekühlten Couscous mit Gurke, Tomate und Fetakäse mischen.
3. Mit Olivenöl, Zitronensaft, Salz und Pfeffer abschmecken.

Nährwerte (pro Portion): Kalorien: 350 | Fett: 15 g | Kohlenhydrate: 40 g | Protein: 10 g | Zucker: 5 g | Natrium: 300 mg

28. Lachsfilet mit Gemüse

Zubereitungszeit: 10 Minuten | **Kochzeit:** 20 Minuten | **Portionen:** 2

Schwierigkeiten: Mittel

Zutaten:

- 2 Lachsfilets
- 1 Zucchini, in Scheiben
- 1 rote Paprika, in Streifen
- 1 Karotte, in Scheiben
- 2 EL Olivenöl
- Saft einer Zitrone
- Salz und Pfeffer nach Geschmack

Zubereitung:
1. Lachsfilets und Gemüse mit Olivenöl, Zitronensaft, Salz und Pfeffer mischen.
2. Auf einem Backblech verteilen und bei 200°C 20 Minuten backen.

Nährwerte (pro Portion): Kalorien: 450 | Fett: 25 g | Kohlenhydrate: 10 g | Protein: 40 g | Zucker: 4 g | Natrium: 150 mg

29. Blumenkohlreis mit Hühnchen

Zubereitungszeit: 10 Minuten | **Kochzeit:** 15 Minuten | **Portionen:** 2
Schwierigkeiten: Mittel
Zutaten:
- 1 kleiner Blumenkohl, in Röschen zerteilt
- 2 Hähnchenbrustfilets, gewürfelt
- 1 rote Paprika, gewürfelt
- 1 Zwiebel, gehackt
- 1 Knoblauchzehe, gehackt
- 2 EL Olivenöl
- Salz und Pfeffer nach Geschmack

Zubereitung:
1. Blumenkohl in einer Küchenmaschine zu „Reis" verarbeiten.
2. Olivenöl in einer Pfanne erhitzen und Hähnchenwürfel darin anbraten.
3. Zwiebel, Knoblauch und Paprika hinzufügen und kurz mitbraten.
4. Blumenkohlreis hinzufügen, gut vermischen und mit Salz und Pfeffer abschmecken.

Nährwerte (pro Portion): Kalorien: 300 | Fett: 12 g | Kohlenhydrate: 20 g | Protein: 30 g | Zucker: 6 g | Natrium: 180 mg

Leckere und gesunde Mittagsrezepte

30. Ofen-gebackene Süßkartoffeln mit Quinoa und Spinat

Zubereitungszeit: 10 Minuten | **Kochzeit:** 25 Minuten | **Portionen:** 2

Schwierigkeiten: Mittel

Zutaten:

- 2 mittelgroße Süßkartoffeln
- 100 g Quinoa
- 200 ml Wasser
- 1 Handvoll frischer Spinat
- 1 EL Olivenöl
- Salz und Pfeffer nach Geschmack
- 1 EL gehackte Mandeln

Zubereitung:

1. Den Ofen auf 200°C vorheizen. Die Süßkartoffeln waschen, halbieren und auf ein Backblech legen. Mit etwas Olivenöl bestreichen und für 25 Minuten backen, bis sie weich sind.
2. In der Zwischenzeit die Quinoa im Wasser zum Kochen bringen. Hitze reduzieren und etwa 15 Minuten köcheln lassen, bis das Wasser aufgenommen wurde und die Quinoa weich ist.
3. Den Spinat in einer Pfanne mit etwas Olivenöl leicht anbraten, bis er zusammengefallen ist.
4. Die gebackenen Süßkartoffeln aus dem Ofen nehmen, mit Quinoa und Spinat füllen und mit gehackten Mandeln bestreuen. Mit Salz und Pfeffer abschmecken.

Nährwerte (pro Portion): Kalorien: 350 | Fett: 12 g | Kohlenhydrate: 55 g | Protein: 8 g | Zucker: 9 g | Natrium: 150 mg

31. Lachs mit Zitronen-Dill-Soße und Spargel

Zubereitungszeit: 10 Minuten | **Kochzeit:** 20 Minuten | **Portionen:** 2

Schwierigkeiten: Mittel

Zutaten:

- 2 Lachsfilets
- 1 Bund Spargel
- 2 EL Olivenöl
- Saft einer Zitrone
- 1 EL frischer Dill, gehackt
- Salz und Pfeffer nach Geschmack

Zubereitung:

1. Den Ofen auf 200°C vorheizen. Lachsfilets auf ein mit Backpapier ausgelegtes Blech legen.
2. Den Spargel waschen, die holzigen Enden abschneiden und auf das Blech neben den Lachs legen. Mit Olivenöl beträufeln und salzen.
3. Den Lachs und Spargel für 20 Minuten im Ofen backen, bis der Lachs durchgegart und der Spargel zart ist.
4. Zitronensaft und gehackten Dill über den Lachs geben und servieren.

Nährwerte (pro Portion): Kalorien: 400 | Fett: 25 g | Kohlenhydrate: 10 g | Protein: 35 g | Zucker: 3 g | Natrium: 200 mg

32. Ofen-gebackenes Hähnchen mit Gemüse

Zubereitungszeit: 15 Minuten | **Kochzeit:** 30 Minuten | **Portionen:** 2

Schwierigkeiten: Mittel

Zutaten:

- 2 Hähnchenbrustfilets
- 1 rote Paprika, gewürfelt
- 1 Zucchini, gewürfelt
- 1 Karotte, in Scheiben
- 2 EL Olivenöl
- 1 TL Paprikapulver
- 1 TL getrockneter Oregano
- Salz und Pfeffer nach Geschmack

Zubereitung:

1. Den Ofen auf 200°C vorheizen. Hähnchenbrustfilets in eine Auflaufform legen.
2. Paprika, Zucchini und Karotte um das Hähnchen herum verteilen.
3. Olivenöl, Paprikapulver, Oregano, Salz und Pfeffer über das Hähnchen und Gemüse geben und gut vermischen.
4. Für 30 Minuten backen, bis das Hähnchen durchgegart und das Gemüse weich ist.

Nährwerte (pro Portion): Kalorien: 350 | Fett: 15 g | Kohlenhydrate: 20 g | Protein: 30 g | Zucker: 6 g | Natrium: 250 mg

33. Gebackene Falafel mit Joghurt-Dip

Zubereitungszeit: 15 Minuten | **Kochzeit:** 25 Minuten | **Portionen:** 2

Schwierigkeiten: Mittel

Zutaten:

- 200 g Kichererbsen (aus der Dose, abgetropft)
- 1 kleine Zwiebel, gehackt
- 2 Knoblauchzehen, gehackt
- 1 Bund Petersilie, gehackt
- 1 TL Kreuzkümmel
- 1 TL Korianderpulver
- 1 EL Mehl
- 2 EL Olivenöl
- Salz und Pfeffer nach Geschmack
- 150 g griechischer Joghurt
- Saft einer halben Zitrone

Zubereitung:

1. Den Ofen auf 200°C vorheizen. Kichererbsen, Zwiebel, Knoblauch, Petersilie, Kreuzkümmel, Koriander, Mehl, Salz und Pfeffer in einer Küchenmaschine pürieren, bis eine grobe Masse entsteht.
2. Aus der Masse kleine Bällchen formen und auf ein mit Backpapier ausgelegtes Blech legen. Mit Olivenöl bestreichen.
3. Für 25 Minuten backen, bis die Falafel goldbraun und knusprig sind.
4. Den Joghurt mit Zitronensaft verrühren und als Dip zu den Falafel servieren.

Nährwerte (pro Portion): Kalorien: 300 | Fett: 14 g | Kohlenhydrate: 30 g | Protein: 12 g | Zucker: 4 g | Natrium: 150 mg

34. Gefüllte Paprika mit Quinoa und Schwarze Bohnen

Zubereitungszeit: 15 Minuten | **Kochzeit:** 30 Minuten | **Portionen:** 2

Schwierigkeiten: Mittel

Zutaten:

- 2 große Paprika
- 100 g Quinoa
- 200 ml Gemüsebrühe
- 1 Dose schwarze Bohnen, abgetropft
- 1 kleine Zwiebel, gehackt
- 1 Knoblauchzehe, gehackt
- 1 TL Kreuzkümmel
- 1 TL Paprikapulver
- 1 EL Olivenöl
- Salz und Pfeffer nach Geschmack

Zubereitung:

1. Den Ofen auf 200°C vorheizen. Paprika halbieren und entkernen.
2. Quinoa in Gemüsebrühe kochen, bis sie weich ist.
3. Olivenöl in einer Pfanne erhitzen und Zwiebel und Knoblauch darin andünsten. Schwarze Bohnen, gekochte Quinoa, Kreuzkümmel und Paprikapulver hinzufügen und gut vermischen. Mit Salz und Pfeffer abschmecken.
4. Die Paprikahälften mit der Quinoa-Bohnen-Mischung füllen und in eine Auflaufform setzen.
5. Für 30 Minuten backen, bis die Paprika weich ist.

Nährwerte (pro Portion): Kalorien: 320 | Fett: 10 g | Kohlenhydrate: 45 g | Protein: 10 g | Zucker: 8 g | Natrium: 200 mg

35. Ofen-gebackene Zucchini-Nudeln mit Pesto

Zubereitungszeit: 15 Minuten | **Kochzeit:** 20 Minuten | **Portionen:** 2

Schwierigkeiten: Mittel

Zutaten:

- 2 große Zucchini
- 2 EL Olivenöl
- 2 Knoblauchzehen, gehackt
- 50 g Basilikum
- 30 g Pinienkerne
- 30 g Parmesan, gerieben
- Saft einer halben Zitrone
- Salz und Pfeffer nach Geschmack

Zubereitung:

1. Den Ofen auf 200°C vorheizen. Zucchini mit einem Spiralschneider in Nudeln schneiden und auf ein Backblech legen.
2. Mit 1 EL Olivenöl, Salz und Pfeffer beträufeln und für 10 Minuten backen.
3. In der Zwischenzeit Basilikum, Pinienkerne, Parmesan, Knoblauch, Zitronensaft und 1 EL Olivenöl in einem Mixer zu einem Pesto pürieren.
4. Die gebackenen Zucchini-Nudeln mit dem Pesto vermischen und sofort servieren.

Nährwerte (pro Portion): Kalorien: 280 | Fett: 22 g | Kohlenhydrate: 10 g | Protein: 8 g | Zucker: 6 g | Natrium: 150 mg

36. Ofen-geröstete Karotten mit Honig und Thymian

Zubereitungszeit: 10 Minuten | **Kochzeit:** 25 Minuten | **Portionen:** 2

Schwierigkeiten: Einfach

Zutaten:

- 500 g Karotten, geschält und in Scheiben
- 2 EL Olivenöl
- 1 EL Honig
- 1 TL getrockneter Thymian
- Salz und Pfeffer nach Geschmack

Zubereitung:

1. Den Ofen auf 200°C vorheizen. Karotten auf einem Backblech verteilen.
2. Mit Olivenöl, Honig, Thymian, Salz und Pfeffer vermischen.
3. Für 25 Minuten im Ofen rösten, bis die Karotten weich und leicht karamellisiert sind.

Nährwerte (pro Portion): Kalorien: 180 | Fett: 9 g | Kohlenhydrate: 25 g | Protein: 2 g | Zucker: 15 g | Natrium: 100 mg

37. Gebackene Süßkartoffel-Taler mit Avocado-Dip

Zubereitungszeit: 15 Minuten | **Kochzeit:** 25 Minuten | **Portionen:** 2
Schwierigkeiten: Mittel
Zutaten:

- 2 große Süßkartoffeln, in Scheiben
- 2 EL Olivenöl
- 1 TL Paprikapulver
- Salz und Pfeffer nach Geschmack
- 1 Avocado, entkernt und püriert
- Saft einer halben Zitrone
- 1 EL Joghurt

Zubereitung:

1. Den Ofen auf 200°C vorheizen. Süßkartoffelscheiben auf ein Backblech legen und mit Olivenöl, Paprikapulver, Salz und Pfeffer bestreichen.
2. Für 25 Minuten backen, bis die Süßkartoffeln knusprig und goldbraun sind.
3. In der Zwischenzeit Avocado mit Zitronensaft und Joghurt pürieren, bis eine glatte Creme entsteht.
4. Die gebackenen Süßkartoffel-Taler mit Avocado-Dip servieren.

Nährwerte (pro Portion): Kalorien: 300 | Fett: 15 g | Kohlenhydrate: 40 g | Protein: 3 g | Zucker: 7 g | Natrium: 150 mg

38. Blumenkohl-Kichererbsen-Curry

Zubereitungszeit: 15 Minuten | **Kochzeit:** 25 Minuten | **Portionen:** 2

Schwierigkeiten: Mittel

Zutaten:

- 1 kleiner Blumenkohl, in Röschen
- 1 Dose Kichererbsen, abgetropft
- 1 Zwiebel, gehackt
- 2 Knoblauchzehen, gehackt
- 1 EL Olivenöl
- 1 TL Currypulver
- 400 ml Kokosmilch
- 200 g gehackte Tomaten (aus der Dose)
- Salz und Pfeffer nach Geschmack
- Frischer Koriander zum Garnieren

Zubereitung:

1. Olivenöl in einem Topf erhitzen und Zwiebel und Knoblauch darin andünsten.
2. Blumenkohl, Kichererbsen und Currypulver hinzufügen und kurz anbraten.
3. Kokosmilch und gehackte Tomaten hinzufügen und zum Kochen bringen.
4. Bei mittlerer Hitze 20-25 Minuten köcheln lassen, bis der Blumenkohl weich ist.
5. Mit Salz, Pfeffer und frischem Koriander abschmecken.

Nährwerte (pro Portion): Kalorien: 350 | Fett: 18 g | Kohlenhydrate: 35 g | Protein: 10 g | Zucker: 10 g | Natrium: 150 mg

39. Ofen-gebackene Tomaten mit Kräuterfüllung

Zubereitungszeit: 10 Minuten | **Kochzeit:** 20 Minuten | **Portionen:** 2

Schwierigkeiten: Mittel

Zutaten:

- 4 große Tomaten
- 1 Bund Basilikum, gehackt
- 1 Bund Petersilie, gehackt
- 2 Knoblauchzehen, gehackt
- 2 EL Olivenöl
- 30 g Parmesan, gerieben
- Salz und Pfeffer nach Geschmack

Zubereitung:

1. Den Ofen auf 200°C vorheizen. Tomaten oben aufschneiden und aushöhlen.
2. Basilikum, Petersilie, Knoblauch, Olivenöl und Parmesan in einer Schüssel vermischen.
3. Die Tomaten mit der Kräutermischung füllen und in eine Auflaufform setzen.
4. Für 20 Minuten backen, bis die Tomaten weich und die Füllung goldbraun ist.

Nährwerte (pro Portion): Kalorien: 200 | Fett: 14 g | Kohlenhydrate: 10 g | Protein: 6 g | Zucker: 6 g | Natrium: 150 mg

Kapitel 5: Rezepte für das Abendessen

Leichte Abendessen für eine bessere Verdauung

40. Gebackener Kabeljau mit Gemüse

Zubereitungszeit: 10 Minuten | **Kochzeit:** 20 Minuten | **Portionen:** 2

Schwierigkeiten: Einfach

Zutaten:

- 2 Kabeljaufilets
- 1 Zucchini, in Scheiben
- 1 rote Paprika, in Streifen
- 1 Karotte, in Scheiben
- 2 EL Olivenöl
- Saft einer halben Zitrone
- Salz und Pfeffer nach Geschmack
- 1 TL getrockneter Thymian

Zubereitung:

1. Den Ofen auf 200°C vorheizen. Kabeljaufilets in eine Auflaufform legen.
2. Gemüse um die Filets herum verteilen.
3. Mit Olivenöl, Zitronensaft, Salz, Pfeffer und Thymian beträufeln.
4. Für 20 Minuten backen, bis der Fisch durchgegart und das Gemüse weich ist.

Nährwerte (pro Portion): Kalorien: 280 | Fett: 12 g | Kohlenhydrate: 10 g | Protein: 35 g | Zucker: 4 g | Natrium: 200 mg

41. Gebackene Auberginen-Röllchen

Zubereitungszeit: 15 Minuten | **Kochzeit:** 25 Minuten | **Portionen:** 2

Schwierigkeiten: Mittel

Zutaten:

- 1 große Aubergine, in dünne Scheiben geschnitten
- 200 g Ricotta
- 1 Handvoll frischer Spinat
- 1 Knoblauchzehe, gehackt
- 2 EL Olivenöl
- 1 TL Oregano
- Salz und Pfeffer nach Geschmack
- 200 ml passierte Tomaten

Zubereitung:

1. Den Ofen auf 200°C vorheizen. Auberginenscheiben auf ein Backblech legen und mit Olivenöl bestreichen.
2. Für 10 Minuten backen, bis sie weich sind.
3. In einer Schüssel Ricotta, Spinat, Knoblauch, Oregano, Salz und Pfeffer vermischen.
4. Jeweils einen Löffel der Mischung auf eine Auberginenscheibe geben und aufrollen.
5. Auberginen-Röllchen in eine Auflaufform legen, mit passierten Tomaten übergießen und für weitere 15 Minuten backen.

Nährwerte (pro Portion): Kalorien: 320 | Fett: 18 g | Kohlenhydrate: 15 g | Protein: 20 g | Zucker: 7 g | Natrium: 250 mg

42. Ofen-gebackener Lachs mit Brokkoli

Zubereitungszeit: 10 Minuten | **Kochzeit:** 20 Minuten | **Portionen:** 2

Schwierigkeiten: Einfach

Zutaten:

- 2 Lachsfilets
- 1 Kopf Brokkoli, in Röschen
- 2 EL Olivenöl
- Saft einer halben Zitrone
- 1 TL Dill, gehackt
- Salz und Pfeffer nach Geschmack

Zubereitung:

1. Den Ofen auf 200°C vorheizen. Lachsfilets und Brokkoli in eine Auflaufform legen.
2. Mit Olivenöl, Zitronensaft, Dill, Salz und Pfeffer beträufeln.
3. Für 20 Minuten backen, bis der Lachs durchgegart und der Brokkoli zart ist.

Nährwerte (pro Portion): Kalorien: 350 | Fett: 20 g | Kohlenhydrate: 10 g | Protein: 35 g | Zucker: 3 g | Natrium: 200 mg

43. Zucchini-Spaghetti mit Pesto

Zubereitungszeit: 15 Minuten | **Kochzeit:** 10 Minuten | **Portionen:** 2

Schwierigkeiten: Einfach

Zutaten:

- 2 große Zucchini
- 50 g Basilikum
- 30 g Pinienkerne
- 30 g Parmesan, gerieben
- 1 Knoblauchzehe
- 2 EL Olivenöl
- Saft einer halben Zitrone
- Salz und Pfeffer nach Geschmack

Zubereitung:

1. Zucchini mit einem Spiralschneider in Spaghetti schneiden.
2. Basilikum, Pinienkerne, Parmesan, Knoblauch, Olivenöl und Zitronensaft in einem Mixer zu einem Pesto pürieren.
3. Zucchini-Spaghetti mit Pesto vermischen und sofort servieren.

Nährwerte (pro Portion): Kalorien: 280 | Fett: 22 g | Kohlenhydrate: 10 g | Protein: 8 g | Zucker: 6 g | Natrium: 150 mg

44. Quinoa-Salat mit geröstetem Gemüse

Zubereitungszeit: 15 Minuten | **Kochzeit:** 25 Minuten | **Portionen:** 2
Schwierigkeiten: Mittel
Zutaten:

- 100 g Quinoa
- 1 rote Paprika, gewürfelt
- 1 Zucchini, gewürfelt
- 1 Karotte, in Scheiben
- 2 EL Olivenöl
- 1 TL Paprikapulver
- Saft einer halben Zitrone
- Salz und Pfeffer nach Geschmack

Zubereitung:

1. Den Ofen auf 200°C vorheizen. Gemüse auf ein Backblech legen, mit Olivenöl und Paprikapulver beträufeln.
2. Für 25 Minuten rösten, bis das Gemüse weich ist.
3. Quinoa nach Packungsanweisung kochen und abkühlen lassen.
4. Gemüse und Quinoa vermischen, mit Zitronensaft, Salz und Pfeffer abschmecken.

Nährwerte (pro Portion): Kalorien: 350 | Fett: 14 g | Kohlenhydrate: 45 g | Protein: 8 g | Zucker: 7 g | Natrium: 200 mg

45. Gebackene Paprika gefüllt mit Spinat und Feta

Zubereitungszeit: 15 Minuten | **Kochzeit:** 25 Minuten | **Portionen:** 2

Schwierigkeiten: Mittel

Zutaten:

- 2 große Paprika
- 200 g frischer Spinat
- 100 g Feta, zerbröckelt
- 1 Zwiebel, gehackt
- 2 Knoblauchzehen, gehackt
- 2 EL Olivenöl
- Salz und Pfeffer nach Geschmack

Zubereitung:

1. Den Ofen auf 200°C vorheizen. Paprika halbieren und entkernen.
2. Spinat in einer Pfanne mit Olivenöl, Zwiebel und Knoblauch andünsten, bis er zusammenfällt. Mit Salz und Pfeffer abschmecken.
3. Spinat mit Feta vermischen und die Paprikahälften damit füllen.
4. Für 25 Minuten backen, bis die Paprika weich ist.

Nährwerte (pro Portion): Kalorien: 300 | Fett: 18 g | Kohlenhydrate: 20 g | Protein: 12 g | Zucker: 8 g | Natrium: 300 mg

46. Blumenkohlreis mit Gemüse und Huhn

Zubereitungszeit: 15 Minuten | **Kochzeit:** 20 Minuten | **Portionen:** 2

Schwierigkeiten: Mittel

Zutaten:

- 1 kleiner Blumenkohl, zu Reis verarbeitet
- 200 g Hähnchenbrustfilet, gewürfelt
- 1 rote Paprika, gewürfelt
- 1 Zucchini, gewürfelt
- 1 EL Olivenöl
- 1 TL Paprikapulver
- Salz und Pfeffer nach Geschmack

Zubereitung:

1. Den Ofen auf 200°C vorheizen. Hähnchenwürfel, Paprika und Zucchini auf ein Backblech legen und mit Olivenöl, Paprikapulver, Salz und Pfeffer vermischen.
2. Für 20 Minuten backen, bis das Hähnchen durchgegart und das Gemüse weich ist.
3. Blumenkohlreis kurz in einer Pfanne erwärmen und mit dem gebackenen Hähnchen und Gemüse vermischen.

Nährwerte (pro Portion): Kalorien: 350 | Fett: 12 g | Kohlenhydrate: 20 g | Protein: 30 g | Zucker: 6 g | Natrium: 250 mg

47. Ofen-gebackene Zucchini-Schiffchen mit Quinoa

Zubereitungszeit: 15 Minuten | **Kochzeit:** 25 Minuten | **Portionen:** 2
Schwierigkeiten: Mittel

Zutaten:

- 2 große Zucchini
- 100 g Quinoa
- 200 ml Gemüsebrühe
- 1 kleine Zwiebel, gehackt
- 2 Knoblauchzehen, gehackt
- 1 EL Olivenöl
- 50 g Parmesan, gerieben
- Salz und Pfeffer nach Geschmack

Zubereitung:

1. Den Ofen auf 200°C vorheizen. Zucchini längs halbieren und aushöhlen.
2. Quinoa in Gemüsebrühe kochen, bis sie weich ist.
3. Olivenöl in einer Pfanne erhitzen und Zwiebel und Knoblauch darin andünsten. Gekochte Quinoa hinzufügen und mit Salz und Pfeffer abschmecken.
4. Quinoa-Mischung in die Zucchinihälften füllen und mit Parmesan bestreuen.
5. Für 25 Minuten backen, bis die Zucchini weich und der Käse goldbraun ist.

Nährwerte (pro Portion): Kalorien: 300 | Fett: 12 g | Kohlenhydrate: 30 g | Protein: 12 g | Zucker: 5 g | Natrium: 200 mg

Köstliche und nährstoffreiche Abendessenrezepte

48. Gebackene Forelle mit Zitrone und Kräutern

Zubereitungszeit: 10 Minuten | **Kochzeit:** 20 Minuten | **Portionen:** 2

Schwierigkeiten: Mittel

Zutaten:

- 2 Forellenfilets
- 1 Zitrone, in Scheiben
- 2 EL frische Petersilie, gehackt
- 2 EL Olivenöl
- 1 Knoblauchzehe, gehackt
- Salz und Pfeffer nach Geschmack

Zubereitung:

1. Den Ofen auf 200°C vorheizen. Forellenfilets auf ein mit Backpapier ausgelegtes Blech legen.
2. Zitronenscheiben, Petersilie und Knoblauch auf den Filets verteilen. Mit Olivenöl beträufeln.
3. Mit Salz und Pfeffer würzen und für 20 Minuten backen, bis die Forelle gar ist.

Nährwerte (pro Portion): Kalorien: 350 | Fett: 20 g | Kohlenhydrate: 5 g | Protein: 35 g | Zucker: 1 g | Natrium: 150 mg

49. Quinoa-Bowl mit geröstetem Gemüse und Hummus

Zubereitungszeit: 15 Minuten | **Kochzeit:** 25 Minuten | **Portionen:** 2

Schwierigkeiten: Mittel

Zutaten:

- 100 g Quinoa
- 1 rote Paprika, gewürfelt
- 1 Zucchini, gewürfelt
- 1 Karotte, in Scheiben
- 2 EL Olivenöl
- 200 g Hummus
- 1 TL Paprikapulver
- Salz und Pfeffer nach Geschmack

Zubereitung:

1. Den Ofen auf 200°C vorheizen. Gemüse auf ein Backblech legen und mit Olivenöl, Paprikapulver, Salz und Pfeffer vermischen.
2. Für 25 Minuten rösten, bis das Gemüse weich ist.
3. Quinoa nach Packungsanweisung kochen und abkühlen lassen.
4. Quinoa und geröstetes Gemüse in Schalen anrichten und mit Hummus toppen.

Nährwerte (pro Portion): Kalorien: 400 | Fett: 18 g | Kohlenhydrate: 45 g | Protein: 12 g | Zucker: 6 g | Natrium: 300 mg

50. Linsen-Eintopf mit Gemüse

Zubereitungszeit: 15 Minuten | **Kochzeit:** 30 Minuten | **Portionen:** 2

Schwierigkeiten: Mittel

Zutaten:

- 150 g rote Linsen
- 1 Zwiebel, gehackt
- 2 Knoblauchzehen, gehackt
- 1 Karotte, gewürfelt
- 1 Stange Sellerie, gewürfelt
- 2 EL Olivenöl
- 400 ml Gemüsebrühe
- 1 TL Kreuzkümmel
- Salz und Pfeffer nach Geschmack

Zubereitung:

1. Olivenöl in einem Topf erhitzen und Zwiebel und Knoblauch darin anbraten.
2. Karotte und Sellerie hinzufügen und kurz mitdünsten.
3. Linsen und Gemüsebrühe hinzufügen, zum Kochen bringen und 25-30 Minuten köcheln lassen, bis die Linsen weich sind.
4. Mit Kreuzkümmel, Salz und Pfeffer abschmecken.

Nährwerte (pro Portion): Kalorien: 320 | Fett: 12 g | Kohlenhydrate: 40 g | Protein: 12 g | Zucker: 7 g | Natrium: 250 mg

51. Gebackene Auberginen mit Tomaten und Mozzarella

Zubereitungszeit: 15 Minuten | **Kochzeit:** 25 Minuten | **Portionen:** 2

Schwierigkeiten: Mittel

Zutaten:

- 1 große Aubergine, in Scheiben
- 2 Tomaten, in Scheiben
- 100 g Mozzarella, in Scheiben
- 2 EL Olivenöl
- 1 TL getrockneter Oregano

- Salz und Pfeffer nach Geschmack

Zubereitung:
1. Den Ofen auf 200°C vorheizen. Auberginenscheiben auf ein Backblech legen und mit Olivenöl bestreichen.
2. Für 15 Minuten backen, bis sie weich sind.
3. Tomaten- und Mozzarellascheiben auf den Auberginen verteilen. Mit Oregano, Salz und Pfeffer würzen.
4. Für weitere 10 Minuten backen, bis der Käse geschmolzen ist.

Nährwerte (pro Portion): Kalorien: 350 | Fett: 22 g | Kohlenhydrate: 15 g | Protein: 18 g | Zucker: 8 g | Natrium: 250 mg

52. Gefüllte Paprika mit Reis und Bohnen

Zubereitungszeit: 20 Minuten | **Kochzeit:** 30 Minuten | **Portionen:** 2
Schwierigkeiten: Mittel
Zutaten:
- 2 große Paprika
- 100 g brauner Reis
- 200 ml Gemüsebrühe
- 1 Dose schwarze Bohnen, abgetropft
- 1 Zwiebel, gehackt
- 2 Knoblauchzehen, gehackt
- 2 EL Olivenöl
- 1 TL Kreuzkümmel
- Salz und Pfeffer nach Geschmack

Zubereitung:
1. Den Ofen auf 200°C vorheizen. Paprika halbieren und entkernen.
2. Reis in Gemüsebrühe kochen, bis er weich ist.
3. Olivenöl in einer Pfanne erhitzen und Zwiebel und Knoblauch darin anbraten. Bohnen und Kreuzkümmel hinzufügen und gut vermischen.
4. Gekochten Reis und Bohnenmischung in die Paprikahälften füllen und in eine Auflaufform setzen.
5. Für 30 Minuten backen, bis die Paprika weich ist.

Nährwerte (pro Portion): Kalorien: 400 | Fett: 14 g | Kohlenhydrate: 60 g | Protein: 12 g | Zucker: 8 g | Natrium: 250 mg

53. Ofen-gebackene Zucchini mit Linsenfüllung

Zubereitungszeit: 20 Minuten | **Kochzeit:** 30 Minuten | **Portionen:** 2

Schwierigkeiten: Mittel

Zutaten:

- 2 große Zucchini
- 100 g grüne Linsen
- 200 ml Gemüsebrühe
- 1 Zwiebel, gehackt
- 2 Knoblauchzehen, gehackt
- 2 EL Olivenöl
- 1 TL Thymian
- Salz und Pfeffer nach Geschmack

Zubereitung:

1. Den Ofen auf 200°C vorheizen. Zucchini längs halbieren und aushöhlen.
2. Linsen in Gemüsebrühe kochen, bis sie weich sind.
3. Olivenöl in einer Pfanne erhitzen und Zwiebel und Knoblauch darin anbraten. Gekochte Linsen und Thymian hinzufügen und gut vermischen.
4. Linsenmischung in die Zucchinihälften füllen und in eine Auflaufform setzen.
5. Für 30 Minuten backen, bis die Zucchini weich ist.

Nährwerte (pro Portion): Kalorien: 350 | Fett: 12 g | Kohlenhydrate: 45 g | Protein: 15 g | Zucker: 7 g | Natrium: 250 mg

54. Gebackener Lachs mit Spargel

Zubereitungszeit: 15 Minuten | **Kochzeit:** 20 Minuten | **Portionen:** 2

Schwierigkeiten: Mittel

Zutaten:

- 2 Lachsfilets
- 1 Bund Spargel
- 2 EL Olivenöl
- Saft einer halben Zitrone
- 1 TL Dill, gehackt
- Salz und Pfeffer nach Geschmack

Zubereitung:

1. Den Ofen auf 200°C vorheizen. Lachsfilets und Spargel in eine Auflaufform legen.
2. Mit Olivenöl, Zitronensaft, Dill, Salz und Pfeffer beträufeln.
3. Für 20 Minuten backen, bis der Lachs durchgegart und der Spargel zart ist.

Nährwerte (pro Portion): Kalorien: 400 | Fett: 25 g | Kohlenhydrate: 10 g | Protein: 35 g | Zucker: 3 g | Natrium: 200 mg

55. Hähnchenbrust mit Ofengemüse

Zubereitungszeit: 15 Minuten | **Kochzeit:** 30 Minuten | **Portionen:** 2

Schwierigkeiten: Mittel

Zutaten:

- 2 Hähnchenbrustfilets
- 1 rote Paprika, gewürfelt
- 1 Zucchini, gewürfelt
- 1 Karotte, in Scheiben
- 2 EL Olivenöl
- 1 TL Paprikapulver
- Salz und Pfeffer nach Geschmack

Zubereitung:

1. Den Ofen auf 200°C vorheizen. Hähnchenbrustfilets und Gemüse in eine Auflaufform legen.
2. Mit Olivenöl, Paprikapulver, Salz und Pfeffer würzen.
3. Für 30 Minuten backen, bis das Hähnchen durchgegart und das Gemüse weich ist.

Nährwerte (pro Portion): Kalorien: 350 | Fett: 12 g | Kohlenhydrate: 15 g | Protein: 40 g | Zucker: 6 g | Natrium: 250 mg

56. Ofen-gebackene Süßkartoffel mit Kichererbsen

Zubereitungszeit: 15 Minuten | **Kochzeit:** 25 Minuten | **Portionen:** 2

Schwierigkeiten: Mittel

Zutaten:

- 2 mittelgroße Süßkartoffeln
- 1 Dose Kichererbsen, abgetropft
- 1 TL Kreuzkümmel
- 1 TL Paprikapulver
- 2 EL Olivenöl
- Salz und Pfeffer nach Geschmack
- Saft einer halben Zitrone

Zubereitung:

1. Den Ofen auf 200°C vorheizen. Süßkartoffeln halbieren und mit der Schnittfläche nach oben auf ein Backblech legen.
2. Kichererbsen mit Kreuzkümmel, Paprikapulver, Olivenöl, Salz und Pfeffer vermischen und um die Süßkartoffeln herum verteilen.
3. Für 25 Minuten backen, bis die Süßkartoffeln weich sind.
4. Mit Zitronensaft beträufeln und servieren.

Nährwerte (pro Portion): Kalorien: 350 | Fett: 14 g | Kohlenhydrate: 50 g | Protein: 10 g | Zucker: 10 g | Natrium: 250 mg

57. Gebackene Tomaten mit Kräuterquark

Zubereitungszeit: 10 Minuten | **Kochzeit:** 20 Minuten | **Portionen:** 2

Schwierigkeiten: Einfach

Zutaten:

- 4 große Tomaten
- 200 g Magerquark
- 1 Bund Schnittlauch, gehackt
- 1 Bund Petersilie, gehackt
- 1 Knoblauchzehe, gehackt
- Salz und Pfeffer nach Geschmack

Zubereitung:

1. Den Ofen auf 200°C vorheizen. Tomaten oben aufschneiden und aushöhlen.
2. Magerquark mit Schnittlauch, Petersilie, Knoblauch, Salz und Pfeffer vermischen.
3. Die Tomaten mit dem Kräuterquark füllen und in eine Auflaufform setzen.
4. Für 20 Minuten backen, bis die Tomaten weich sind.

Nährwerte (pro Portion): Kalorien: 200 | Fett: 8 g | Kohlenhydrate: 15 g | Protein: 14 g | Zucker: 10 g | Natrium: 150 mg

Kapitel 6: Snacks und gesunde Zwischenmahlzeiten

Gesunde Snack-Optionen für zwischendurch

58. Avocado und Kichererbsen-Dip

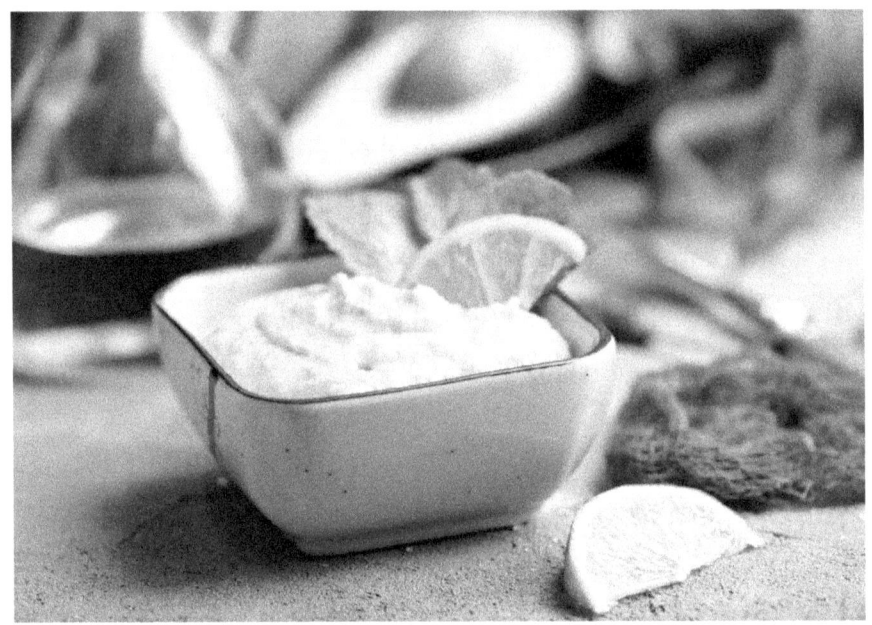

Zubereitungszeit: 10 Minuten | **Kochzeit:** 0 Minuten | **Portionen:** 2
Schwierigkeiten: Einfach

Zutaten:

- 1 reife Avocado
- 200 g Kichererbsen (aus der Dose, abgetropft)
- Saft einer halben Zitrone
- 1 Knoblauchzehe, gehackt
- 1 EL Olivenöl
- Salz und Pfeffer nach Geschmack

Zubereitung:

1. Avocado, Kichererbsen, Zitronensaft, Knoblauch und Olivenöl in einer Schüssel vermischen und mit einem Stabmixer pürieren.
2. Mit Salz und Pfeffer abschmecken und sofort servieren.

Nährwerte (pro Portion): Kalorien: 250 | Fett: 15 g | Kohlenhydrate: 20 g | Protein: 6 g | Zucker: 2 g | Natrium: 150 mg

59. Gebackene Zucchini-Chips

Zubereitungszeit: 10 Minuten | **Kochzeit:** 20 Minuten | **Portionen:** 2
Schwierigkeiten: Einfach

Zutaten:

- 1 große Zucchini
- 2 EL Olivenöl
- 1 TL getrockneter Oregano
- Salz und Pfeffer nach Geschmack

Zubereitung:

1. Den Ofen auf 200°C vorheizen. Zucchini in dünne Scheiben schneiden.
2. Zucchinischeiben mit Olivenöl, Oregano, Salz und Pfeffer vermischen.
3. Auf einem Backblech ausbreiten und für 20 Minuten backen, bis sie knusprig sind.

Nährwerte (pro Portion): Kalorien: 100 | Fett: 7 g | Kohlenhydrate: 8 g | Protein: 2 g | Zucker: 3 g | Natrium: 100 mg

60. Karottensticks mit Hummus

Zubereitungszeit: 10 Minuten | **Kochzeit:** 0 Minuten | **Portionen:** 2
Schwierigkeiten: Einfach

Zutaten:

- 4 Karotten, in Sticks geschnitten
- 200 g Hummus
- Saft einer halben Zitrone
- 1 TL Paprikapulver

Zubereitung:

1. Hummus mit Zitronensaft und Paprikapulver verrühren.
2. Karottensticks mit Hummus servieren.

Nährwerte (pro Portion): Kalorien: 150 | Fett: 7 g | Kohlenhydrate: 20 g | Protein: 4 g | Zucker: 8 g | Natrium: 200 mg

61. Apfelscheiben mit Mandelbutter

Zubereitungszeit: 5 Minuten | **Kochzeit:** 0 Minuten | **Portionen:** 2
Schwierigkeiten: Einfach
Zutaten:

- 2 Äpfel, in Scheiben
- 2 EL Mandelbutter

Zubereitung:

1. Apfelscheiben auf einem Teller anrichten und mit Mandelbutter servieren.

Nährwerte (pro Portion): Kalorien: 200 | Fett: 10 g | Kohlenhydrate: 25 g | Protein: 3 g | Zucker: 18 g | Natrium: 0 mg

62. Blaubeer-Joghurt-Parfait

Zubereitungszeit: 5 Minuten | **Kochzeit:** 0 Minuten | **Portionen:** 2
Schwierigkeiten: Einfach
Zutaten:

- 200 g griechischer Joghurt
- 100 g frische Blaubeeren
- 2 EL Honig
- 2 EL gehackte Mandeln

Zubereitung:

1. Joghurt in zwei Gläser füllen, Blaubeeren darüber geben und mit Honig beträufeln.
2. Mit gehackten Mandeln bestreuen und servieren.

Nährwerte (pro Portion): Kalorien: 220 | Fett: 9 g | Kohlenhydrate: 27 g | Protein: 8 g | Zucker: 18 g | Natrium: 50 mg

63. Gebackene Kichererbsen

Zubereitungszeit: 10 Minuten | **Kochzeit:** 30 Minuten | **Portionen:** 2

Schwierigkeiten: Einfach

Zutaten:

- 200 g Kichererbsen (aus der Dose, abgetropft)
- 2 EL Olivenöl
- 1 TL Paprikapulver
- 1 TL Kreuzkümmel
- Salz und Pfeffer nach Geschmack

Zubereitung:

1. Den Ofen auf 200°C vorheizen. Kichererbsen mit Olivenöl, Paprikapulver, Kreuzkümmel, Salz und Pfeffer vermischen.
2. Auf einem Backblech ausbreiten und für 30 Minuten backen, bis sie knusprig sind.

Nährwerte (pro Portion): Kalorien: 180 | Fett: 8 g | Kohlenhydrate: 20 g | Protein: 6 g | Zucker: 2 g | Natrium: 200 mg

64. Gurkenscheiben mit Dill-Joghurt-Dip

Zubereitungszeit: 10 Minuten | **Kochzeit:** 0 Minuten | **Portionen:** 2

Schwierigkeiten: Einfach

Zutaten:

- 1 Gurke, in Scheiben
- 200 g griechischer Joghurt
- 1 TL frischer Dill, gehackt
- 1 Knoblauchzehe, gehackt
- Salz und Pfeffer nach Geschmack

Zubereitung:

1. Joghurt mit Dill, Knoblauch, Salz und Pfeffer verrühren.
2. Gurkenscheiben mit dem Joghurt-Dip servieren.

Nährwerte (pro Portion): Kalorien: 120 | Fett: 4 g | Kohlenhydrate: 10 g | Protein: 8 g | Zucker: 6 g | Natrium: 50 mg

65. Ofen-geröstete Mandeln

Zubereitungszeit: 5 Minuten | **Kochzeit:** 10 Minuten | **Portionen:** 2

Schwierigkeiten: Einfach

Zutaten:

- 200 g Mandeln
- 1 EL Olivenöl
- 1 TL Meersalz

Zubereitung:

1. Den Ofen auf 180°C vorheizen. Mandeln mit Olivenöl und Meersalz vermischen.
2. Auf einem Backblech ausbreiten und für 10 Minuten rösten.

Nährwerte (pro Portion): Kalorien: 250 | Fett: 20 g | Kohlenhydrate: 8 g | Protein: 8 g | Zucker: 2 g | Natrium: 200 mg

66. Avocado und Tomaten auf Knäckebrot

Zubereitungszeit: 10 Minuten | **Kochzeit:** 0 Minuten | **Portionen:** 2

Schwierigkeiten: Einfach

Zutaten:

- 1 Avocado, in Scheiben
- 1 Tomate, in Scheiben
- 4 Scheiben Knäckebrot
- Salz und Pfeffer nach Geschmack

Zubereitung:

1. Knäckebrot mit Avocado- und Tomatenscheiben belegen.
2. Mit Salz und Pfeffer abschmecken und servieren.

Nährwerte (pro Portion): Kalorien: 180 | Fett: 10 g | Kohlenhydrate: 18 g | Protein: 4 g | Zucker: 2 g | Natrium: 150 mg

67. Obstsalat mit Chiasamen

Zubereitungszeit: 10 Minuten | **Kochzeit:** 0 Minuten | **Portionen:** 2

Schwierigkeiten: Einfach

Zutaten:

- 1 Apfel, gewürfelt
- 1 Banane, in Scheiben
- 1 Orange, geschält und gewürfelt
- 1 Handvoll Trauben, halbiert
- 1 EL Chiasamen
- Saft einer halben Zitrone

Zubereitung:

1. Obst in eine Schüssel geben und mit Zitronensaft beträufeln.
2. Chiasamen darüber streuen und servieren.

Nährwerte (pro Portion): Kalorien: 150 | Fett: 2 g | Kohlenhydrate: 35 g | Protein: 2 g | Zucker: 25 g | Natrium: 0 mg

68. Gebackene Apfelringe

Zubereitungszeit: 10 Minuten | **Kochzeit:** 20 Minuten | **Portionen:** 2

Schwierigkeiten: Einfach

Zutaten:

- 2 Äpfel, in Ringe geschnitten
- 1 TL Zimt
- 1 EL Honig

Zubereitung:

1. Den Ofen auf 180°C vorheizen. Apfelringe auf einem Backblech ausbreiten.
2. Mit Zimt bestreuen und für 20 Minuten backen.
3. Mit Honig beträufeln und servieren.

Nährwerte (pro Portion): Kalorien: 120 | Fett: 0 g | Kohlenhydrate: 32 g | Protein: 0 g | Zucker: 25 g | Natrium: 0 mg

69. Quark mit Beeren und Honig

Zubereitungszeit: 5 Minuten | **Kochzeit:** 0 Minuten | **Portionen:** 2

Schwierigkeiten: Einfach

Zutaten:

- 200 g Magerquark
- 100 g gemischte Beeren
- 2 EL Honig

Zubereitung:

1. Quark auf zwei Schalen verteilen.
2. Beeren darüber geben und mit Honig beträufeln.

Nährwerte (pro Portion): Kalorien: 150 | Fett: 0 g | Kohlenhydrate: 28 g | Protein: 12 g | Zucker: 25 g | Natrium: 50 mg

70. Chia-Pudding mit Mandelmilch

Zubereitungszeit: 10 Minuten | **Kochzeit:** 0 Minuten | **Portionen:** 2

Schwierigkeiten: Einfach

Zutaten:

- 4 EL Chiasamen
- 250 ml Mandelmilch
- 1 TL Vanilleextrakt
- 1 EL Ahornsirup

Zubereitung:

1. Chiasamen, Mandelmilch, Vanilleextrakt und Ahornsirup in einer Schüssel vermischen.
2. Über Nacht im Kühlschrank quellen lassen.
3. Vor dem Servieren umrühren und genießen.

Nährwerte (pro Portion): Kalorien: 200 | Fett: 10 g | Kohlenhydrate: 20 g | Protein: 6 g | Zucker: 10 g | Natrium: 50 mg

71. Gemüse-Sticks mit Kräuterquark

Zubereitungszeit: 10 Minuten | **Kochzeit:** 0 Minuten | **Portionen:** 2

Schwierigkeiten: Einfach

Zutaten:

- 1 rote Paprika, in Sticks geschnitten
- 1 Gurke, in Sticks geschnitten
- 200 g Magerquark
- 1 TL getrockneter Dill
- 1 Knoblauchzehe, gehackt
- Salz und Pfeffer nach Geschmack

Zubereitung:

1. Quark mit Dill, Knoblauch, Salz und Pfeffer verrühren.
2. Gemüsesticks mit Kräuterquark servieren.

Nährwerte (pro Portion): Kalorien: 120 | Fett: 1 g | Kohlenhydrate: 15 g | Protein: 12 g | Zucker: 6 g | Natrium: 50 mg

72. Gebackene Süßkartoffel-Wedges

Zubereitungszeit: 10 Minuten | **Kochzeit:** 25 Minuten | **Portionen:** 2

Schwierigkeiten: Einfach

Zutaten:

- 2 mittelgroße Süßkartoffeln, in Wedges geschnitten
- 2 EL Olivenöl
- 1 TL Paprikapulver
- Salz und Pfeffer nach Geschmack

Zubereitung:

1. Den Ofen auf 200°C vorheizen. Süßkartoffel-Wedges auf einem Backblech ausbreiten.
2. Mit Olivenöl, Paprikapulver, Salz und Pfeffer vermischen.
3. Für 25 Minuten backen, bis sie knusprig sind.

Nährwerte (pro Portion): Kalorien: 180 | Fett: 8 g | Kohlenhydrate: 25 g | Protein: 2 g | Zucker: 6 g | Natrium: 100 mg

Rezepte für nahrhafte Snacks

73. Gebackene Süßkartoffelchips

Zubereitungszeit: 10 Minuten | **Kochzeit:** 25 Minuten | **Portionen:** 2

Schwierigkeiten: Einfach

Zutaten:

- 2 mittelgroße Süßkartoffeln
- 2 EL Olivenöl
- 1 TL Paprikapulver
- Salz und Pfeffer nach Geschmack

Zubereitung:

1. Den Ofen auf 200°C vorheizen. Süßkartoffeln in dünne Scheiben schneiden.
2. Süßkartoffelscheiben mit Olivenöl, Paprikapulver, Salz und Pfeffer vermischen.
3. Auf einem Backblech ausbreiten und für 25 Minuten backen, bis sie knusprig sind.

Nährwerte (pro Portion): Kalorien: 180 | Fett: 8 g | Kohlenhydrate: 25 g | Protein: 2 g | Zucker: 6 g | Natrium: 100 mg

74. Gebackene Kichererbsen mit Curry

Zubereitungszeit: 10 Minuten | **Kochzeit:** 30 Minuten | **Portionen:** 2

Schwierigkeiten: Einfach

Zutaten:

- 200 g Kichererbsen (aus der Dose, abgetropft)
- 2 EL Olivenöl
- 1 TL Currypulver
- 1 TL Kreuzkümmel
- Salz und Pfeffer nach Geschmack

Zubereitung:

1. Den Ofen auf 200°C vorheizen. Kichererbsen mit Olivenöl, Currypulver, Kreuzkümmel, Salz und Pfeffer vermischen.
2. Auf einem Backblech ausbreiten und für 30 Minuten backen, bis sie knusprig sind.

Nährwerte (pro Portion): Kalorien: 180 | Fett: 8 g | Kohlenhydrate: 20 g | Protein: 6 g | Zucker: 2 g | Natrium: 200 mg

75. Ofen-gebackene Zucchini-Sticks

Zubereitungszeit: 10 Minuten | **Kochzeit:** 20 Minuten | **Portionen:** 2
Schwierigkeiten: Einfach

Zutaten:

- 2 Zucchini
- 2 EL Olivenöl
- 1 TL getrockneter Thymian
- Salz und Pfeffer nach Geschmack

Zubereitung:

1. Den Ofen auf 200°C vorheizen. Zucchini in Sticks schneiden.
2. Zucchinisticks mit Olivenöl, Thymian, Salz und Pfeffer vermischen.
3. Auf einem Backblech ausbreiten und für 20 Minuten backen, bis sie goldbraun sind.

Nährwerte (pro Portion): Kalorien: 100 | Fett: 7 g | Kohlenhydrate: 8 g | Protein: 2 g | Zucker: 3 g | Natrium: 100 mg

76. Gebackene Apfelchips

Zubereitungszeit: 10 Minuten | **Kochzeit:** 45 Minuten | **Portionen:** 2
Schwierigkeiten: Einfach

Zutaten:

- 2 Äpfel
- 1 TL Zimt

Zubereitung:

1. Den Ofen auf 100°C vorheizen. Äpfel in dünne Scheiben schneiden.
2. Apfelscheiben auf einem Backblech ausbreiten und mit Zimt bestreuen.
3. Für 45 Minuten backen, bis sie knusprig sind.

Nährwerte (pro Portion): Kalorien: 80 | Fett: 0 g | Kohlenhydrate: 21 g | Protein: 0 g | Zucker: 16 g | Natrium: 0 mg

77. Quark mit Honig und Nüssen

Zubereitungszeit: 5 Minuten | **Kochzeit:** 0 Minuten | **Portionen:** 2

Schwierigkeiten: Einfach

Zutaten:

- 200 g Magerquark
- 2 EL Honig
- 2 EL gehackte Walnüsse

Zubereitung:

1. Quark in Schalen verteilen.
2. Mit Honig und Walnüssen garnieren und servieren.

Nährwerte (pro Portion): Kalorien: 200 | Fett: 8 g | Kohlenhydrate: 20 g | Protein: 14 g | Zucker: 15 g | Natrium: 50 mg

78. Ofen-geröstete Mandeln mit Rosmarin

Zubereitungszeit: 5 Minuten | **Kochzeit:** 10 Minuten | **Portionen:** 2

Schwierigkeiten: Einfach

Zutaten:

- 200 g Mandeln
- 1 EL Olivenöl
- 1 TL getrockneter Rosmarin
- 1 TL Meersalz

Zubereitung:

1. Den Ofen auf 180°C vorheizen. Mandeln mit Olivenöl, Rosmarin und Meersalz vermischen.
2. Auf einem Backblech ausbreiten und für 10 Minuten rösten.

Nährwerte (pro Portion): Kalorien: 250 | Fett: 20 g | Kohlenhydrate: 8 g | Protein: 8 g | Zucker: 2 g | Natrium: 200 mg

79. Karotten- und Selleriesticks mit Hummus

Zubereitungszeit: 10 Minuten | **Kochzeit:** 0 Minuten | **Portionen:** 2

Schwierigkeiten: Einfach

Zutaten:

- 2 Karotten, in Sticks geschnitten
- 2 Selleriestangen, in Sticks geschnitten
- 200 g Hummus

Zubereitung:

1. Karotten- und Selleriesticks auf einem Teller anrichten.
2. Hummus in einer Schale dazu servieren.

Nährwerte (pro Portion): Kalorien: 150 | Fett: 7 g | Kohlenhydrate: 20 g | Protein: 4 g | Zucker: 8 g | Natrium: 200 mg

80. Blaubeer-Mandel-Smoothie

Zubereitungszeit: 5 Minuten | **Kochzeit:** 0 Minuten | **Portionen:** 2

Schwierigkeiten: Einfach

Zutaten:

- 200 g Blaubeeren
- 200 ml Mandelmilch
- 2 EL Mandelbutter
- 1 TL Honig

Zubereitung:

1. Alle Zutaten in einen Mixer geben und pürieren, bis eine glatte Konsistenz erreicht ist.
2. In Gläser füllen und sofort servieren.

Nährwerte (pro Portion): Kalorien: 220 | Fett: 12 g | Kohlenhydrate: 25 g | Protein: 5 g | Zucker: 15 g | Natrium: 50 mg

81. Gebackene Linsenchips

Zubereitungszeit: 10 Minuten | **Kochzeit:** 25 Minuten | **Portionen:** 2

Schwierigkeiten: Mittel

Zutaten:

- 200 g gekochte Linsen
- 1 EL Olivenöl
- 1 TL Paprikapulver
- Salz und Pfeffer nach Geschmack

Zubereitung:

1. Den Ofen auf 180°C vorheizen. Gekochte Linsen mit Olivenöl, Paprikapulver, Salz und Pfeffer vermischen.
2. Auf einem Backblech ausbreiten und für 25 Minuten backen, bis sie knusprig sind.

Nährwerte (pro Portion): Kalorien: 180 | Fett: 5 g | Kohlenhydrate: 25 g | Protein: 8 g | Zucker: 2 g | Natrium: 150 mg

82. Avocado-Tomaten-Salat

Zubereitungszeit: 10 Minuten | **Kochzeit:** 0 Minuten | **Portionen:** 2

Schwierigkeiten: Einfach

Zutaten:

- 1 Avocado, gewürfelt
- 2 Tomaten, gewürfelt
- 1 EL Olivenöl
- Saft einer halben Zitrone
- Salz und Pfeffer nach Geschmack

Zubereitung:

1. Avocado und Tomaten in einer Schüssel vermischen.
2. Mit Olivenöl und Zitronensaft beträufeln, mit Salz und Pfeffer abschmecken und servieren.

Nährwerte (pro Portion): Kalorien: 200 | Fett: 15 g | Kohlenhydrate: 15 g | Protein: 2 g | Zucker: 5 g | Natrium: 100 mg

83. Gebackene Blumenkohl-Bites

Zubereitungszeit: 15 Minuten | **Kochzeit:** 20 Minuten | **Portionen:** 2

Schwierigkeiten: Mittel

Zutaten:

- 1 kleiner Blumenkohl, in Röschen
- 2 EL Olivenöl
- 1 TL Paprikapulver
- Salz und Pfeffer nach Geschmack

Zubereitung:

1. Den Ofen auf 200°C vorheizen. Blumenkohlröschen mit Olivenöl, Paprikapulver, Salz und Pfeffer vermischen.
2. Auf einem Backblech ausbreiten und für 20 Minuten backen, bis sie goldbraun sind.

Nährwerte (pro Portion): Kalorien: 120 | Fett: 7 g | Kohlenhydrate: 12 g | Protein: 3 g | Zucker: 3 g | Natrium: 150 mg

84. Joghurt mit Leinsamen und Beeren

Zubereitungszeit: 5 Minuten | **Kochzeit:** 0 Minuten | **Portionen:** 2

Schwierigkeiten: Einfach

Zutaten:

- 200 g griechischer Joghurt
- 2 EL Leinsamen
- 100 g gemischte Beeren
- 1 EL Honig

Zubereitung:

1. Joghurt auf zwei Schalen verteilen.
2. Mit Leinsamen, Beeren und Honig garnieren und servieren.

Nährwerte (pro Portion): Kalorien: 220 | Fett: 9 g | Kohlenhydrate: 28 g | Protein: 8 g | Zucker: 18 g | Natrium: 50 mg

85. Ofen-gebackene Birnen mit Zimt

Zubereitungszeit: 10 Minuten | **Kochzeit:** 20 Minuten | **Portionen:** 2

Schwierigkeiten: Einfach

Zutaten:

- 2 Birnen, halbiert und entkernt
- 1 TL Zimt
- 1 EL Honig

Zubereitung:

1. Den Ofen auf 180°C vorheizen. Birnenhälften auf ein Backblech legen.
2. Mit Zimt bestreuen und für 20 Minuten backen.
3. Mit Honig beträufeln und servieren.

Nährwerte (pro Portion): Kalorien: 120 | Fett: 0 g | Kohlenhydrate: 32 g | Protein: 0 g | Zucker: 25 g | Natrium: 0 mg

86. Gebackene Tofu-Würfel

Zubereitungszeit: 15 Minuten | **Kochzeit:** 25 Minuten | **Portionen:** 2

Schwierigkeiten: Mittel

Zutaten:

- 200 g fester Tofu, gewürfelt
- 2 EL Sojasauce
- 1 EL Olivenöl
- 1 TL Knoblauchpulver
- 1 TL Paprikapulver

Zubereitung:

1. Den Ofen auf 200°C vorheizen. Tofuwürfel mit Sojasauce, Olivenöl, Knoblauchpulver und Paprikapulver vermischen.
2. Auf einem Backblech ausbreiten und für 25 Minuten backen, bis sie goldbraun und knusprig sind.

Nährwerte (pro Portion): Kalorien: 180 | Fett: 12 g | Kohlenhydrate: 6 g | Protein: 12 g | Zucker: 1 g | Natrium: 400 mg

87. Ofen-geröstete Kürbiskerne

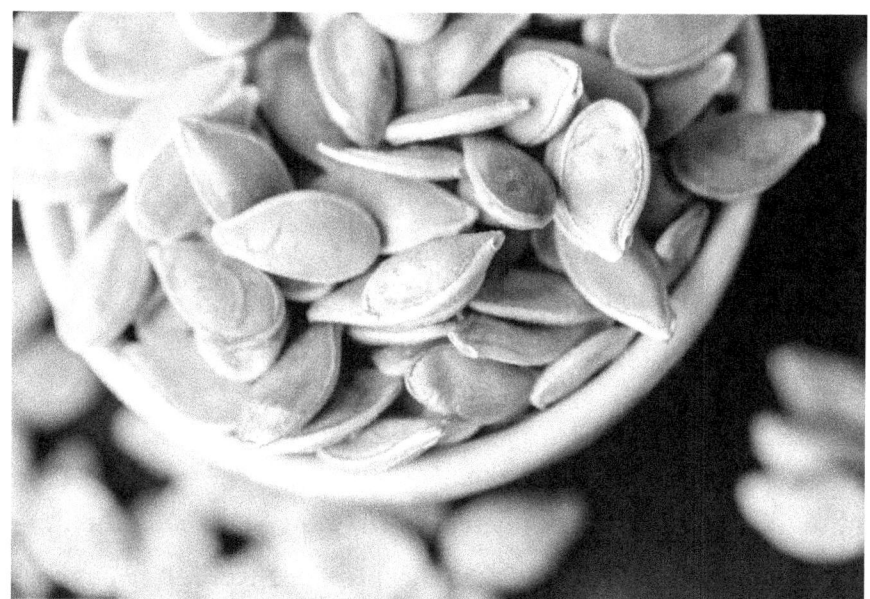

Zubereitungszeit: 5 Minuten | **Kochzeit:** 15 Minuten | **Portionen:** 2

Schwierigkeiten: Einfach

Zutaten:

- 200 g Kürbiskerne
- 1 EL Olivenöl
- 1 TL Meersalz

Zubereitung:

1. Den Ofen auf 180°C vorheizen. Kürbiskerne mit Olivenöl und Meersalz vermischen.
2. Auf einem Backblech ausbreiten und für 15 Minuten rösten.

Nährwerte (pro Portion): Kalorien: 220 | Fett: 18 g | Kohlenhydrate: 5 g | Protein: 10 g | Zucker: 1 g | Natrium: 200 mg

Kapitel 7: Wohltuende Getränke

Hydratation und Gelenkgesundheit

Die Bedeutung einer ausreichenden Hydratation kann nicht genug betont werden, insbesondere wenn es um die Gesundheit unserer Gelenke geht. Wasser spielt eine wesentliche Rolle in fast allen Körperfunktionen und ist für die Aufrechterhaltung eines gesunden Gelenkapparates unerlässlich. Ausreichendes Trinken hilft dabei, die Gelenke gut geschmiert zu halten, was wiederum Beweglichkeit und Flexibilität fördert.

Unser Körper besteht zu etwa 60% aus Wasser. Dieses Wasser ist notwendig für die Bildung der Gelenkflüssigkeit, die als Schmiermittel für die Gelenke dient. Bei unzureichender Flüssigkeitszufuhr kann die Gelenkflüssigkeit zähflüssiger werden, was die Reibung zwischen den Gelenkflächen erhöht und zu Schmerzen und Steifheit führen kann. Eine ausreichende Hydratation hilft, diesen Prozess zu verhindern und die Gelenke geschmeidig zu halten.

Neben Wasser gibt es zahlreiche Getränke, die zur Hydratation beitragen können und gleichzeitig entzündungshemmende und nährstoffreiche Eigenschaften besitzen. Zum Beispiel ist Ingwer-Zitronen-Tee nicht nur erfrischend, sondern auch reich an Antioxidantien und entzündungshemmenden Verbindungen. Diese können dazu beitragen, die Entzündungen in den Gelenken zu reduzieren und somit die Symptome zu lindern.

Ein weiteres hervorragendes Getränk ist der grüne Smoothie. Mit Zutaten wie Spinat, Apfel und Chiasamen liefert er eine Fülle von Vitaminen und Mineralstoffen, die für die Gesundheit der Gelenke förderlich sind. Spinat enthält viel Vitamin K, das eine wichtige Rolle bei der Knochengesundheit spielt, während Chiasamen Omega-3-Fettsäuren liefern, die entzündungshemmend wirken.

Die Einnahme von Kurkuma-Milch kann ebenfalls vorteilhaft sein. Kurkuma enthält Curcumin, eine Substanz mit starken entzündungshemmenden und antioxidativen Eigenschaften. Regelmäßiger Konsum kann dazu beitragen, Entzündungen in den Gelenken zu reduzieren und somit die Beweglichkeit zu verbessern.

Auch die Wahl der richtigen Getränke kann einen Unterschied machen. Kokoswasser zum Beispiel ist eine ausgezeichnete Quelle für Elektrolyte, die für die Flüssigkeitszufuhr und die Unterstützung der Muskelfunktion wichtig sind. Es ist besonders hilfreich nach dem Training oder an heißen Tagen, um den Flüssigkeitsverlust auszugleichen und die Gelenke geschmeidig zu halten.

Selbst einfache hausgemachte Tees können von großem Nutzen sein. Ein Apfel-Zimt-Tee bietet nicht nur einen wohltuenden Geschmack, sondern auch entzündungshemmende Eigenschaften. Zimt ist bekannt für seine Fähigkeit, Entzündungen zu reduzieren, und kann somit eine wertvolle Ergänzung zur täglichen Hydratation sein.

Rezepte für gesunde Getränke

88. Ingwer-Zitronen-Tee

Zubereitungszeit: 5 Minuten | **Kochzeit:** 10 Minuten | **Portionen:** 2

Schwierigkeiten: Einfach

Zutaten:

- 2 Tassen Wasser
- 1 Stück frischer Ingwer (ca. 2 cm), in Scheiben
- Saft einer Zitrone
- 1 EL Honig

Zubereitung:

1. Wasser in einem Topf zum Kochen bringen.
2. Ingwerscheiben hinzufügen und 10 Minuten köcheln lassen.
3. Zitronensaft und Honig hinzufügen, gut umrühren und servieren.

Nährwerte (pro Portion): Kalorien: 40 | Fett: 0 g | Kohlenhydrate: 10 g | Protein: 0 g | Zucker: 9 g | Natrium: 5 mg

89. Grüner Smoothie

Zubereitungszeit: 5 Minuten | **Kochzeit:** 0 Minuten | **Portionen:** 2

Schwierigkeiten: Einfach

Zutaten:

- 1 Handvoll Spinat
- 1 reife Banane
- 1 grüner Apfel, entkernt und gewürfelt
- 200 ml Kokoswasser
- 1 EL Chiasamen

Zubereitung:

1. Alle Zutaten in einen Mixer geben und pürieren, bis eine glatte Konsistenz erreicht ist.
2. In Gläser füllen und sofort servieren.

Nährwerte (pro Portion): Kalorien: 120 | Fett: 1 g | Kohlenhydrate: 28 g | Protein: 2 g | Zucker: 16 g | Natrium: 20 mg

90. Kurkuma-Milch

Zubereitungszeit: 5 Minuten | **Kochzeit:** 5 Minuten | **Portionen:** 2

Schwierigkeiten: Einfach

Zutaten:

- 400 ml Mandelmilch
- 1 TL Kurkumapulver
- 1 TL Zimt
- 1 TL Honig
- 1/2 TL Ingwerpulver

Zubereitung:

1. Mandelmilch in einem Topf erhitzen, aber nicht zum Kochen bringen.
2. Kurkuma, Zimt, Honig und Ingwerpulver einrühren.
3. Gut umrühren und in Tassen gießen.

Nährwerte (pro Portion): Kalorien: 90 | Fett: 3 g | Kohlenhydrate: 12 g | Protein: 2 g | Zucker: 10 g | Natrium: 60 mg

91. Beeren-Smoothie

Zubereitungszeit: 5 Minuten | **Kochzeit:** 0 Minuten | **Portionen:** 2

Schwierigkeiten: Einfach

Zutaten:

- 150 g gemischte Beeren (frisch oder gefroren)
- 200 ml Joghurt
- 1 Banane
- 1 EL Honig

Zubereitung:

1. Alle Zutaten in einen Mixer geben und pürieren, bis eine glatte Konsistenz erreicht ist.
2. In Gläser füllen und sofort servieren.

Nährwerte (pro Portion): Kalorien: 140 | Fett: 1 g | Kohlenhydrate: 30 g | Protein: 4 g | Zucker: 22 g | Natrium: 50 mg

92. Minze-Gurken-Wasser

Zubereitungszeit: 5 Minuten | **Kochzeit:** 0 Minuten | **Portionen:** 2

Schwierigkeiten: Einfach

Zutaten:

- 1/2 Gurke, in Scheiben
- 1 Handvoll frische Minzblätter
- 1 Liter Wasser

Zubereitung:

1. Gurkenscheiben und Minzblätter in eine Karaffe geben.
2. Mit Wasser auffüllen und mindestens 30 Minuten im Kühlschrank ziehen lassen.
3. Gut gekühlt servieren.

Nährwerte (pro Portion): Kalorien: 5 | Fett: 0 g | Kohlenhydrate: 1 g | Protein: 0 g | Zucker: 0 g | Natrium: 5 mg

93. Mango-Lassi

Zubereitungszeit: 5 Minuten | **Kochzeit:** 0 Minuten | **Portionen:** 2

Schwierigkeiten: Einfach

Zutaten:

- 1 reife Mango, geschält und gewürfelt
- 200 ml Joghurt
- 100 ml Wasser
- 1 EL Honig
- 1 Prise Kardamom

Zubereitung:

1. Alle Zutaten in einen Mixer geben und pürieren, bis eine glatte Konsistenz erreicht ist.
2. In Gläser füllen und sofort servieren.

Nährwerte (pro Portion): Kalorien: 150 | Fett: 2 g | Kohlenhydrate: 30 g | Protein: 4 g | Zucker: 25 g | Natrium: 40 mg

94. Rote-Bete-Saft

Zubereitungszeit: 10 Minuten | **Kochzeit:** 0 Minuten | **Portionen:** 2
Schwierigkeiten: Einfach

Zutaten:

- 2 mittelgroße Rote Bete, geschält und gewürfelt
- 2 Äpfel, entkernt und gewürfelt
- 1 Stück Ingwer (ca. 2 cm), geschält
- Saft einer halben Zitrone

Zubereitung:

1. Rote Bete, Äpfel und Ingwer durch einen Entsafter geben.
2. Zitronensaft hinzufügen, gut umrühren und servieren.

Nährwerte (pro Portion): Kalorien: 80 | Fett: 0 g | Kohlenhydrate: 20 g | Protein: 1 g | Zucker: 18 g | Natrium: 60 mg

95. Apfel-Zimt-Tee

Zubereitungszeit: 5 Minuten | **Kochzeit:** 10 Minuten | **Portionen:** 2
Schwierigkeiten: Einfach

Zutaten:

- 2 Tassen Wasser
- 1 Apfel, in Scheiben
- 2 Zimtstangen
- 1 EL Honig

Zubereitung:

1. Wasser in einem Topf zum Kochen bringen.
2. Apfelscheiben und Zimtstangen hinzufügen und 10 Minuten köcheln lassen.
3. Honig einrühren und servieren.

Nährwerte (pro Portion): Kalorien: 50 | Fett: 0 g | Kohlenhydrate: 13 g | Protein: 0 g | Zucker: 12 g | Natrium: 5 mg

96. Matcha-Milch

Zubereitungszeit: 5 Minuten | **Kochzeit:** 5 Minuten | **Portionen:** 2

Schwierigkeiten: Einfach

Zutaten:

- 2 TL Matcha-Pulver
- 200 ml heißes Wasser
- 200 ml Mandelmilch
- 1 TL Honig

Zubereitung:

1. Matcha-Pulver in heißem Wasser auflösen.
2. Mandelmilch erhitzen und aufschäumen.
3. Matcha-Mischung und Mandelmilch in Tassen gießen, Honig hinzufügen und servieren.

Nährwerte (pro Portion): Kalorien: 60 | Fett: 2 g | Kohlenhydrate: 8 g | Protein: 1 g | Zucker: 6 g | Natrium: 50 mg

97. Erdbeer-Basilikum-Smoothie

Zubereitungszeit: 5 Minuten | **Kochzeit:** 0 Minuten | **Portionen:** 2

Schwierigkeiten: Einfach

Zutaten:

- 200 g frische Erdbeeren
- 1 Handvoll frische Basilikumblätter
- 200 ml Kokoswasser
- 1 EL Honig

Zubereitung:

1. Alle Zutaten in einen Mixer geben und pürieren, bis eine glatte Konsistenz erreicht ist.
2. In Gläser füllen und sofort servieren.

Nährwerte (pro Portion): Kalorien: 90 | Fett: 0 g | Kohlenhydrate: 21 g | Protein: 1 g | Zucker: 15 g | Natrium: 40 mg

98. Kokoswasser mit Limette

Zubereitungszeit: 5 Minuten | **Kochzeit:** 0 Minuten | **Portionen:** 2

Schwierigkeiten: Einfach

Zutaten:

- 400 ml Kokoswasser
- Saft von 2 Limetten
- 1 EL Ahornsirup

Zubereitung:

1. Kokoswasser und Limettensaft in eine Karaffe geben.
2. Ahornsirup einrühren und gut vermischen.
3. Gut gekühlt servieren.

Nährwerte (pro Portion): Kalorien: 45 | Fett: 0 g | Kohlenhydrate: 11 g | Protein: 0 g | Zucker: 10 g | Natrium: 30 mg

99. Orangen-Ingwer-Tee

Zubereitungszeit: 5 Minuten | **Kochzeit:** 10 Minuten | **Portionen:** 2

Schwierigkeiten: Einfach

Zutaten:

- 2 Tassen Wasser
- Saft von 2 Orangen
- 1 Stück frischer Ingwer (ca. 2 cm), in Scheiben
- 1 EL Honig

Zubereitung:

1. Wasser in einem Topf zum Kochen bringen.
2. Ingwerscheiben hinzufügen und 10 Minuten köcheln lassen.
3. Orangensaft und Honig einrühren und servieren.

Nährwerte (pro Portion): Kalorien: 50 | Fett: 0 g | Kohlenhydrate: 13 g | Protein: 0 g | Zucker: 12 g | Natrium: 5 mg

100. Heidelbeer-Bananen-Smoothie

Zubereitungszeit: 5 Minuten | **Kochzeit:** 0 Minuten | **Portionen:** 2

Schwierigkeiten: Einfach

Zutaten:

- 150 g Heidelbeeren
- 1 reife Banane
- 200 ml Mandelmilch
- 1 TL Leinsamen

Zubereitung:

1. Alle Zutaten in einen Mixer geben und pürieren, bis eine glatte Konsistenz erreicht ist.
2. In Gläser füllen und sofort servieren.

Nährwerte (pro Portion): Kalorien: 120 | Fett: 2 g | Kohlenhydrate: 27 g | Protein: 2 g | Zucker: 18 g | Natrium: 40 mg

101. Himbeer-Zitronen-Wasser

Zubereitungszeit: 5 Minuten | **Kochzeit:** 0 Minuten | **Portionen:** 2

Schwierigkeiten: Einfach

Zutaten:

- 1 Handvoll frische Himbeeren
- Saft einer Zitrone
- 1 Liter Wasser

Zubereitung:

1. Himbeeren und Zitronensaft in eine Karaffe geben.
2. Mit Wasser auffüllen und gut vermischen.
3. Gut gekühlt servieren.

Nährwerte (pro Portion): Kalorien: 10 | Fett: 0 g | Kohlenhydrate: 2 g | Protein: 0 g | Zucker: 1 g | Natrium: 5 mg

102. Chia-Fresca

Zubereitungszeit: 5 Minuten | **Kochzeit:** 0 Minuten | **Portionen:** 2

Schwierigkeiten: Einfach

Zutaten:

- 400 ml Wasser
- 2 EL Chiasamen
- Saft einer Limette
- 1 EL Honig

Zubereitung:

1. Chiasamen in Wasser einrühren und 10 Minuten quellen lassen.
2. Limettensaft und Honig hinzufügen, gut umrühren und servieren.

Nährwerte (pro Portion): Kalorien: 60 | Fett: 2 g | Kohlenhydrate: 11 g | Protein: 2 g | Zucker: 9 g | Natrium: 5 mg

Kapitel 8: Planung der Mahlzeiten

28-Tage-Ernährungsplan

Tag	Frühstück	Mittagessen	Abendessen	Snacks	Getränke
1	Haferflocken mit Beeren und Nüssen	Quinoa-Gemüse-Salat	Gebackene Forelle mit Zitrone	Gebackene Zucchini-Chips	Ingwer-Zitronen-Tee
2	Griechischer Joghurt mit Honig und Walnüssen	Hähnchen-Avocado-Wraps	Quinoa-Bowl mit geröstetem Gemüse	Karottensticks mit Hummus	Grüner Smoothie
3	Chia-Pudding mit Mango	Linsensuppe mit Gemüse	Linsen-Eintopf mit Gemüse	Apfelscheiben mit Mandelbutter	Kurkuma-Milch
4	Gebackene Eier im Avocado	Gegrilltes Gemüse mit Hummus	Gebackene Auberginen mit Tomaten	Blaubeer-Joghurt-Parfait	Beeren-Smoothie
5	Quinoa-Frühstücksschale mit Obst	Kichererbsen-Bulgur-Salat	Gefüllte Paprika mit Reis und Bohnen	Gebackene Kichererbsen	Minze-Gurken-Wasser
6	Süßkartoffel-Toast mit Avocado und Ei	Vollkornpasta mit Spinat und Ricotta	Ofen-gebackene Zucchini mit Linsenfüllung	Gurkenscheiben mit Dill-Joghurt-Dip	Mango-Lassi
7	Beeren-Smoothie mit Spinat	Quinoa-Bowl mit geröstetem Gemüse	Gebackener Lachs mit Spargel	Ofen-geröstete Mandeln	Rote-Bete-Saft
8	Kokos-Joghurt mit Granola und Früchten	Couscous-Salat mit Fetakäse	Hähnchenbrust mit Ofengemüse	Avocado und Tomaten auf Knäckebrot	Apfel-Zimt-Tee
9	Buchweizen-Porridge mit Apfel und Zimt	Lachsfilet mit Gemüse	Ofen-gebackene Süßkartoffel mit Kichererbsen	Obstsalat mit Chiasamen	Matcha-Milch

10	Eier-Muffins mit Gemüse	Blumenkohlreis mit Hühnchen	Gebackene Tomaten mit Kräuterquark	Gebackene Apfelringe	Erdbeer-Basilikum-Smoothie
11	Joghurt-Parfait mit Früchten und Nüssen	Ofen-gebackene Süßkartoffeln mit Quinoa und Spinat	Avocado und Kichererbsen-Dip	Quark mit Beeren und Honig	Kokoswasser mit Limette
12	Bananen-Haferflocken-Smoothie	Lachs mit Zitronen-Dill-Soße und Spargel	Gebackener Kabeljau mit Gemüse	Chia-Pudding mit Mandelmilch	Orangen-Ingwer-Tee
13	Avocado-Toast mit Tomate	Ofen-gebackenes Hähnchen mit Gemüse	Gebackene Auberginen-Röllchen	Gemüse-Sticks mit Kräuterquark	Heidelbeer-Bananen-Smoothie
14	Mango-Kokos-Smoothie	Gebackene Falafel mit Joghurt-Dip	Ofen-gebackener Lachs mit Brokkoli	Gebackene Süßkartoffel-Wedges	Himbeer-Zitronen-Wasser
15	Vollkorn-Waffeln mit Beeren	Gefüllte Paprika mit Quinoa und Schwarze Bohnen	Zucchini-Spaghetti mit Pesto	Gebackene Süßkartoffelchips	Chia-Fresca
16	Spinat-Ei-Toast	Ofen-gebackene Zucchini-Nudeln mit Pesto	Quinoa-Salat mit geröstetem Gemüse	Gebackene Kichererbsen mit Curry	Grüner Smoothie
17	Mandelmilch-Chia-Pudding	Ofen-geröstete Karotten mit Honig und Thymian	Gebackene Paprika gefüllt mit Spinat und Feta	Ofen-gebackene Zucchini-Sticks	Kurkuma-Milch
18	Fruchtiger Haferbrei	Gebackene Süßkartoffel-Taler mit Avocado-Dip	Blumenkohlreis mit Gemüse und Huhn	Gebackene Apfelchips	Beeren-Smoothie

19	Eiweißreicher Hüttenkäse mit Obst	Blumenkohl-Kichererbsen-Curry	Ofen-gebackene Zucchini-Schiffchen mit Quinoa	Quark mit Honig und Nüssen	Minze-Gurken-Wasser
20	Quinoa-Gemüse-Salat	Ofen-gebackene Tomaten mit Kräuterfüllung	Gebackene Forelle mit Zitrone und Kräutern	Ofen-geröstete Mandeln mit Rosmarin	Mango-Lassi
21	Hähnchen-Avocado-Wraps	Gebackene Auberginen mit Tomaten und Mozzarella	Quinoa-Bowl mit geröstetem Gemüse und Hummus	Karotten- und Selleriesticks mit Hummus	Rote-Bete-Saft
22	Linsensuppe mit Gemüse	Gefüllte Paprika mit Reis und Bohnen	Linsen-Eintopf mit Gemüse	Blaubeer-Mandel-Smoothie	Apfel-Zimt-Tee
23	Gegrilltes Gemüse mit Hummus	Ofen-gebackene Zucchini mit Linsenfüllung	Gebackener Lachs mit Spargel	Gebackene Linsenchips	Matcha-Milch
24	Kichererbsen-Bulgur-Salat	Hähnchenbrust mit Ofengemüse	Ofen-gebackene Süßkartoffel mit Kichererbsen	Avocado-Tomaten-Salat	Erdbeer-Basilikum-Smoothie
25	Vollkornpasta mit Spinat und Ricotta	Blumenkohlreis mit Hühnchen	Gebackene Tomaten mit Kräuterquark	Gebackene Blumenkohl-Bites	Kokoswasser mit Limette
26	Quinoa-Bowl mit geröstetem Gemüse	Ofen-gebackene Süßkartoffeln mit Quinoa und Spinat	Avocado und Kichererbsen-Dip	Joghurt mit Leinsamen und Beeren	Orangen-Ingwer-Tee
27	Couscous-Salat mit Fetakäse	Lachs mit Zitronen-Dill-Soße und Spargel	Gebackener Kabeljau mit Gemüse	Ofen-gebackene Birnen mit Zimt	Heidelbeer-Bananen-Smoothie
28	Lachsfilet mit Gemüse	Ofen-gebackenes Hähnchen mit Gemüse	Gebackene Auberginen-Röllchen	Gebackene Tofu-Würfel	Himbeer-Zitronen-Wasser

Einkaufsliste

Gemüse und Obst

- 28 Äpfel
- 14 Bananen
- 12 Orangen
- 14 Zitronen
- 10 Limetten
- 7 Mangos
- 7 Granatäpfel
- 14 Gurken
- 14 Zucchini
- 28 Karotten
- 14 rote Paprika
- 14 Tomaten
- 7 Avocados
- 7 Brokkoli-Köpfe
- 7 Süßkartoffeln
- 7 Köpfe Blumenkohl
- 14 Stangen Sellerie
- 14 Handvoll Spinat
- 28 Erdbeeren
- 14 Handvoll Blaubeeren
- 14 Handvoll Himbeeren
- 14 Handvoll gemischte Beeren
- 14 Trauben (optional)

Getreide und Hülsenfrüchte

- 1 kg Haferflocken
- 500 g Buchweizen
- 1 kg Quinoa
- 500 g Couscous

- 500 g Bulgur
- 1 kg Vollkornpasta
- 1 kg Kichererbsen (Dose)
- 1 kg schwarze Bohnen (Dose)
- 1 kg Linsen

Milchprodukte und Eier
- 28 Eier
- 2 kg griechischer Joghurt
- 1 kg Magerquark
- 1 kg Hüttenkäse
- 500 g Ricotta
- 500 g Fetakäse
- 500 g Mozzarella

Nüsse und Samen
- 500 g Mandeln
- 500 g Walnüsse
- 500 g Chiasamen
- 500 g Leinsamen
- 500 g Sonnenblumenkerne
- 500 g Kürbiskerne

Gewürze und Süßungsmittel
- 100 g Honig
- 100 g Ahornsirup
- 100 g Zimt
- 100 g Kurkuma
- 100 g Paprikapulver
- 100 g Kreuzkümmel
- 100 g Ingwerpulver
- 100 g Kardamom
- 100 g Thymian

- 100 g Oregano
- 100 g Rosmarin
- 100 g Meersalz
- 100 g schwarzer Pfeffer

Öle und Saucen
- 2 Liter Olivenöl
- 1 Liter Sojasauce

Getränke
- 7 Liter Kokoswasser
- 7 Liter Mandelmilch
- 28 Teebeutel (verschiedene Sorten)
- 7 Matcha-Teebeutel

Sonstiges
- 500 g Granola
- 500 g Hummus
- 500 g Kräuterquark
- 500 g Kokosjoghurt
- 500 g Knäckebrot

Kapitel 9: Schlussfolgerungen und praktische Tipps

Praktische Tipps für den Alltag

Ein gesunder Lebensstil ist entscheidend für die Bewältigung von Arthrose und die Aufrechterhaltung der Gelenkgesundheit. Hier sind einige praktische Tipps, die Ihnen helfen können, den Alltag leichter zu gestalten und die Lebensqualität zu verbessern:

1. Regelmäßige Bewegung

Bewegung ist unerlässlich für die Gesundheit der Gelenke. Sie hilft, die Muskulatur zu stärken, die Gelenkbeweglichkeit zu erhalten und die Durchblutung zu fördern. Versuchen Sie, mindestens 30 Minuten pro Tag aktiv zu sein. Geeignete Aktivitäten sind Schwimmen, Radfahren, Gehen und sanfte Yoga-Übungen. Vermeiden Sie jedoch übermäßige Belastungen und achten Sie darauf, Ihre Gelenke nicht zu überanstrengen.

2. Gewichtskontrolle

Übergewicht belastet die Gelenke zusätzlich und kann Arthrosesymptome verschlimmern. Eine ausgewogene Ernährung und regelmäßige Bewegung helfen, ein gesundes Gewicht zu halten. Fokussieren Sie sich auf den Verzehr von nährstoffreichen Lebensmitteln wie Obst, Gemüse, Vollkornprodukten und mageren Proteinen.

3. Ergonomische Anpassungen

Achten Sie auf eine ergonomische Gestaltung Ihrer Arbeits- und Wohnumgebung. Nutzen Sie Stühle mit guter Unterstützung für den Rücken und die Knie, und stellen Sie sicher, dass Ihr Arbeitsplatz so eingestellt ist, dass Sie in einer natürlichen Haltung sitzen können. Verwenden Sie Hilfsmittel wie Gel-Einlagen für Schuhe oder ergonomische Kissen, um den Druck auf die Gelenke zu minimieren.

4. Wärme- und Kältetherapie

Wärme kann helfen, steife Gelenke zu entspannen und die Durchblutung zu verbessern, während Kältetherapie Entzündungen und Schmerzen lindern kann. Wärmekissen oder warme

Bäder sind besonders hilfreich bei steifen Gelenken, während Eispackungen bei akuten Schmerzen und Schwellungen wirksam sind.

5. Ausreichende Flüssigkeitszufuhr

Trinken Sie genügend Wasser, um die Gelenkflüssigkeit aufrechtzuerhalten und die Gelenke geschmeidig zu halten. Vermeiden Sie übermäßigen Konsum von koffeinhaltigen und alkoholischen Getränken, da diese dehydrierend wirken können.

6. Antientzündliche Ernährung

Eine Ernährung, die reich an entzündungshemmenden Lebensmitteln ist, kann helfen, die Symptome der Arthrose zu lindern. Bevorzugen Sie Lebensmittel wie fetten Fisch (z.B. Lachs), Nüsse, Samen, Olivenöl, grünes Blattgemüse und Beeren. Vermeiden Sie stark verarbeitete Lebensmittel, die reich an Zucker und gesättigten Fetten sind.

7. Regelmäßige Pausen

Wenn Sie längere Zeit sitzen oder stehen, nehmen Sie regelmäßige Pausen, um Ihre Position zu wechseln und sich zu strecken. Dies hilft, die Gelenke beweglich zu halten und Steifheit zu vermeiden.

8. Mentale Gesundheit

Stress kann die Wahrnehmung von Schmerzen verstärken. Finden Sie Wege, um Stress zu reduzieren, wie Meditation, Atemübungen oder Hobbys, die Ihnen Freude bereiten. Eine positive Einstellung und der Umgang mit Stress sind entscheidend für das Wohlbefinden.

9. Regelmäßige Arztbesuche

Halten Sie regelmäßige Termine bei Ihrem Arzt ein, um den Fortschritt Ihrer Arthrose zu überwachen und eventuelle Anpassungen in der Behandlung vorzunehmen. Informieren Sie Ihren Arzt über neue Symptome oder Veränderungen in Ihrem Zustand.

Indem Sie diese Tipps in Ihren Alltag integrieren, können Sie aktiv zur Verbesserung Ihrer Gelenkgesundheit beitragen und ein erfülltes Leben trotz Arthrose führen. Jeder kleine Schritt zählt, und die Kombination aus Bewegung, gesunder Ernährung und einer positiven Einstellung kann einen großen Unterschied machen.

HOLEN SIE SICH IHRE INKLUSIVEN BONUS

Scannen Sie den QR-CODE unten für den LEBENSLANGEN ZUGRIFF (einschließlich Download-Möglichkeit) auf den kostenlosen BONUS:

ODER KLICKEN SIE AUF DEN UNTENSTEHENDEN LINK:

https://drive.google.com/drive/folders/1B4FQXVOwDaJO7NHzkePjqfjkleqM4uEx?usp=sharing

Bitte beachten Sie, dass die Nutzung des QR-Codes KEINE Kreditkarte erfordert.

Alles ist völlig kostenlos. Falls Sie aufgefordert werden, eine Kreditkarte zu verwenden, versuchen Sie bitte ein anderes QR-Code-Lese-Tool, da möglicherweise eine Werbung in Ihrer aktuellen App erscheint.

Falls Sie auf Probleme stoßen, können Sie mich gerne kontaktieren unter: **elisacooper1969@gmail.com**

WARTEN SIE... Es gibt noch mehr... Ich habe 2 weitere exklusive geheime GESCHENKE nur für Sie! Sind Sie neugierig und möchten mehr erfahren?

Senden Sie mir eine E-Mail an: **elisacooper1969@gmail.com** mit dem Betreff: „Wie bekomme ich meine Arthrose Buch Geheimen Geschenke" Ich melde mich innerhalb weniger Stunden bei Ihnen.

www.ingramcontent.com/pod-product-compliance
Lightning Source LLC
Chambersburg PA
CBHW062315220526
45479CB00004B/1174